あなたも今すぐ便利で役立つ「ナーシングケアクラブ」に登録を!!

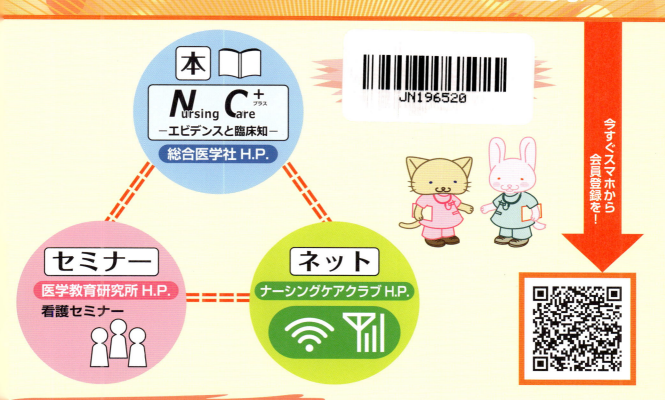

会員登録のしかた

・QRコードから，「ナーシングケアクラブ」に入って会員登録して下さい．（原則として医療従事者に限ります）

会員登録のメリット

・「ナーシングケア＋ ―エビデンスと臨床知―」の掲載記事への質問ができます．（編集部で内容の確認をさせて頂きます．）
・「ナーシングケア＋ ―エビデンスと臨床知―」の編集企画のリクエストができます．
・「ナーシングケアフォーラム」で読者同士の交流ができます．
・医学教育研究所のセミナーが，すべて500円引きで受講できます．
・看護セミナー開催など，便利で役立つ情報をいち早くお届けします．

周術期ケア

患者をより安全に退院させるために必要な術前・術後の知識とテクニック

特集編集：**露木菜緒**

I．総論

● 周術期管理チーム認定制度と周術期管理チーム看護師
〜安全で質の高い周術期ケアをめざすチーム医療の新しいカタチ〜　　　　　　　　川原美穂子　3

● 周術期ケアの目的と看護師の役割
〜周術期看護ってなに？ 周術期とは ?? 〜　　　　　　　　　　　　　　　　　森重　志穂　8

● ERAS®（Enhanced Recovery After Surgery）とは
〜ERAS® の基礎を知り周術期ケアの視点を養う〜　　　　　　　　　　　　　　羽生　聡　15

● 手術を受ける患者の心理的特徴
〜患者の心がわかればケアが変わる!! その「おまかせ」は患者の本心ですか？〜　齋藤佑美子　23

● 周術期口腔管理
〜歯科スタッフがいなくても大丈夫，もっと口腔を観察しよう〜　　　加賀あかり，池田　哲也　29

　コラム　**チーム医療（周術期管理チーム）**
　　　　　〜チーム間を調整するキーパーソンとしての手術室看護師の役割〜　　塩沢世志子　39

II．術前ケア

● 患者カウンセリング
〜患者の疑問や不安を把握し，手術に向けて整えよう〜　　　　　　　　　　　小林　友恵　45

● 患者状態の評価
〜見ると診るは大違い，検査結果を見るだけでなく，患者を診よう〜　　　　　森山　久美　52

● 周術期における手術前のリハビリテーションの概要
〜手術前のリハビリテーションは元気に家に帰るための第一歩！〜　　　　　　李　宰植　60

● 術前患者指導
〜術後合併症予防を見据えた患者指導〜　　　　　　　　　　　　　　　　　清水　孝宏　66

● 術前検査
〜何のため？ どこを見る？ 検査の目的と周術期の注意点〜　　　　　　　　西村　友美　72

　コラム　**安全管理**
　　　　　〜コミュニケーションで患者の安全を守ろう〜　　　　　　　　　　近藤　郁美　80

III．術後ケア

● 麻酔・手術にともなう呼吸状態の変化
〜患者の呼吸能力を適切に評価することが大切！〜　　　　　　　　　　　　　戎　初代　87

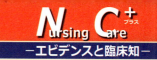

本文中に記載されたエビデンスレベルは，とくに断り書きがないかぎり下記の表に準じます．

Level	
Ⅰ	システマティックレビュー，メタアナリシス
Ⅱ	1つ以上のランダム化比較試験
Ⅲ	非ランダム化比較試験
Ⅳ	分析疫学的研究（コホート研究や症例対照研究による）
Ⅴ	記述研究（症例報告やケース・シリーズによる）
Ⅵ	患者データに基づかない，専門委員会や専門家個人の意見

- 麻酔・手術にともなう循環動態の変化
  〜手術侵襲の理解と循環血液量について〜　　　　　　　　　野﨑　信司　92

- 麻酔・手術にともなう体温の変化
  〜「発熱したら冷罨法！」は，もうやめよう〜　　　　　　　露木　菜緒　100

- 麻酔・手術にともなう血栓症
  〜術前からしっかりリスク評価，血栓症を予防しよう〜　　　井川　拓　106

- 手術体位による生体への影響
  〜手術体位による患者の合併症を予防しよう！〜　　　　　　近藤　郁美　115

- 術後痛へのケア（術後の痛み管理チーム：Acute Pain Service：APS）
  〜早期離床をめざした APS チーム〜　　　　　　　　　　　浦田　香苗　124

- PONV（postoperative nausea and vomiting：術後悪心・嘔吐）へのケア
  〜術後は気持ち悪くなりたくない!! 予防できるか PONV 〜　高山　優美　130

- 術後せん妄
  〜せん妄を理解し，今日から術後ケアを変えてみよう！〜　　鈴木　淳　138

- 術後輸液管理
  〜結局，輸液管理はどうなってるの？〜　　　　　　　　　　佐川　亮一　145

- 周術期における手術後のリハビリテーションの概要
  〜術後のリハビリテーションはなぜ行うの？〜　　　　　　　古薗　弘隆　153

- ドレーン管理
  〜ドレーンを活かすのは看護師のケアと観察！〜　　　　　　大久保美香　161

- 術後創管理と感染予防
  〜創管理は全身と局所のアセスメントで SSI を予防しよう〜　二ッ橋未来　168

- 術後訪問（手術室から一般病棟）
  〜手術室看護師が病棟に訪問する理由〜　　　　　　　　　　山森美智子　177

- 術後訪問（ICU から一般病棟）
  〜患者に ICU の看護と，どんな体験をしたのか聞いてみよう！〜　芝田　香織　183

コラム　全身麻酔で使用する薬剤の特徴と種類
　　　　　〜麻酔薬を理解して術後看護に活かそう〜　　　　　河野　幸一　189

索　引　　　　　　　　　　　　　　　　　　　　　　　　　　　　　192

※本誌に掲載されている会社名・商品名は，各社の商標または登録商標です．
※本文中に掲載した基準値は，それぞれの執筆者の判断で記載された数値です．各検査の基準値は，測定法や測定機関によって異なりますので，ご所属の施設・機関で定義されている数値をお確かめください．

好評発売中

臨床実践に結びつく 検査値の理解

Nursing Care＋ —エビデンスと臨床知—
Vol.1 No.4 2019

特集編集　道又元裕，露木菜緒

不必要な検査は費用の問題が発生するばかりか，何よりも患者自身の負担になってしまいます．それぞれの検査の真の意義や必要性，リスクを知ることは，すべてのナースにとっての責務です．本特集では，病態ごとに異常を疑う検査値の知識を整理するとともに、臨床でよく見られる疾患別に検査値の読み解き方を解説します．

B5判／4色刷　172頁
定価（本体3,400円＋税）

主要目次

ここを押さえて特集を読み解こう！
- 臨床検査データに関わる基本的理解 〜「検査のこと教えて？」と言われると鳥肌の立つ君のために〜

Ⅰ．異常（変化）を見つける
- 低栄養状態を疑う検査値 〜検査値から見いだせ！栄養状態！〜
- 全身状態の悪化を疑う一般的検査値 〜まずは ALB と PLT をチェック！値の変化から全身状態の悪化を見抜け〜
- 脱水を疑う検査値 〜「体液って難しい」を克服し、脱水をいち早く発見する！〜
- 敗血症の初期治療と評価基準となる検査値 〜敗血症の評価って何をどう見ればいい？〜
- 感染症を疑う検査値 〜細菌症は好中球の左方移動もみよう〜
- 炎症を疑う検査値 〜炎症反応って良いやつ？悪いやつ？〜
- ガス交換障害を疑う検査値 〜肺の中で何が起きてる？ 計算式を用いて肺胞内での変化をよみとろう！〜
- 酸塩基平衡障害を疑う検査値 〜酸塩基平衡障害を見つけるためのアセスメント方法を知ろう〜
- 出血を疑う検査値 〜検査の意味から考えよう生体の変化とベッドサイドケアに活かすための知識〜
- 貧血を疑う検査値 〜ヘモグロビン値だけみていませんか？〜

Ⅱ．疾患別検査値のみかた
- ACS の検査値はここをみる 〜ACS 所見を見逃さない！ 適切な評価と治療で，生命の危機から患者を守れ〜
- AKI の検査値はここをみる 〜異常のサインを見逃さないために〜
- 肝疾患の検査値はここをみる 〜「沈黙の臓器」を検査値からアセスメント〜
- 急性胆管炎の検査値はここをみる 〜最新ガイドラインから臨床に活かすポイントを読み解く〜
- 糖尿病の検査値はここをみる 〜臨床症状と合併症を含めた観察の重要性〜

※その他「意識障害と Na」「心不全と Na」「不整脈と K」「カルシウム濃度異常」「尿検査でわかる異常」などコラム 7 本

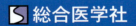

〒101-0061　東京都千代田区神田三崎町１－１－４
TEL 03(3219)2920　FAX 03(3219)0410　http://www.sogo-igaku.co.jp

I. 総 論

○ **周術期管理チーム認定制度と周術期管理チーム看護師**
〜安全で質の高い周術期ケアをめざすチーム医療の新しいカタチ〜
3

○ **周術期ケアの目的と看護師の役割**
〜周術期看護ってなに？ 周術期とは ??〜
8

○ **ERAS®（Enhanced Recovery After Surgery）とは**
〜ERAS®の基礎を知り周術期ケアの視点を養う〜
15

○ **手術を受ける患者の心理的特徴**
〜患者の心がわかればケアが変わる!! その「おまかせ」は患者の本心ですか？〜
23

○ **周術期口腔管理**
〜歯科スタッフがいなくても大丈夫，もっと口腔を観察しよう〜
29

SMART COMPRESSION™ は見逃さない

Kendall SCD™ 700 Smart Compression™でより良いDVT予防を

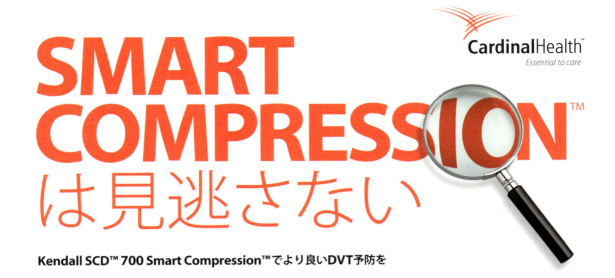

Smart Compressionはスリーブが外れると、そのことを知らせます。

Smart Compressionは、運転時間ではなく、実際に適切な圧迫が行われた時間を表示します。

24時間365日、Smart Compressionがあなたの代わりに患者を見守ります。

このスマートなコンプライアンス機能はKendall SCD™ 700 Compression Systemでのみご利用頂けます。

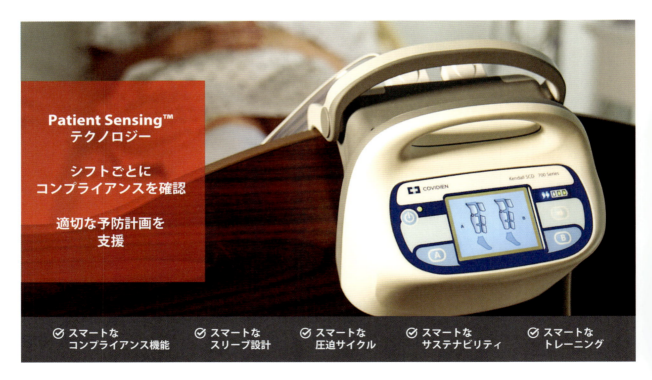

Patient Sensing™ テクノロジー

シフトごとにコンプライアンスを確認

適切な予防計画を支援

- スマートなコンプライアンス機能
- スマートなスリーブ設計
- スマートな圧迫サイクル
- スマートなサステナビリティ
- スマートなトレーニング

販売名 ：SCD700 シリーズ
医療機器認証番号：223AABZX00029000

© 2019 Cardinal Health. All Rights Reserved.
Cardinal Health、Cardinal Healthロゴ、Kendall SCD、Smart Compression及びPatient SensingはCardinal Healthの商標又は登録商標です。
その他の商標はすべて、それぞれの所有者の所有物となります。

cardinalhealth.com

お問合わせ先
日本コヴィディエン株式会社
TEL：0120-917-205

Ⅰ. 総 論

周術期管理チーム認定制度と
周術期管理チーム看護師
～安全で質の高い周術期ケアをめざすチーム医療の新しいカタチ～

京都大学医学部附属病院
（手術看護認定看護師）　川原美穂子

エビデンス&臨床知

エビデンス
☑ 「周術期管理チーム」は，安全で質の高い周術期医療を実現するために多職種でアプローチするチーム医療である．
☑ 周術期管理には適切な術前評価が不可欠であり，「周術期管理チーム」は術前外来で役割を発揮している．

臨床知
☑ 「周術期管理チーム」において看護師は，チームの調整役を担う．
☑ 「周術期管理チーム」の介入による患者アウトカムの改善が期待される．

設立背景

● 2007 年，日本麻酔科学会は「周術期管理チーム」構想を提唱しました．これは，手術件数の増加や患者の高齢化，入院日数の短縮といった日本の急性期医療の変化に対応し，より安全で質の高い周術期医療を提供するために打ち出されたものです[1]．欧米をみてみると，イギリスでは Evidence Based Perioperative Medicine（EBPOM），アメリカでは Perioperative Surgical Home（PSH）という周術期のメディカルチームが存在します．日本でも，患者の安全と安心，医療者側の効率的で経済的な効果を期待して，周術期におけるチーム医療の必要性が高まっています．こうした社会背景のもと，日本麻酔科学会は，日本手術看護学会，日本病院薬剤師会，日本臨床工学技士会と共同で「周術期管理チーム」認定制度を発足したのです 表1．

● 昨今の周術期医療において，専門的な知識を身に付けたスペシャリストが不可欠であるという考えから，2014 年，まず看護師に対する認定を開始しました．「周術期管理チーム看護師」になるには，いくつかの要件を満たす必要があります．一定の期間，手術室での看護経験があることが前提であり，さらに受験資格を得

[1] 日本麻酔科学会・周術期管理チーム委員会 編：周術期管理チームとは．"周術期管理チームテキスト第3版"．日本麻酔科学会，pp3-10, 2016

著者プロフィール（川原美穂子）

山口大学医学部保健学科卒業，京都大学医学部附属病院入職．手術室勤務を経て 2016 年 手術看護認定看護師資格を取得．集中治療部や手術室で周術期看護の実践を行う．周術期管理チーム看護師の第 1 期生

表1 「周術期管理チーム」認定制度の略歴

2005 年	『麻酔科医のマンパワー不足に対する日本麻酔科学会の提言』
2007 年	「周術期管理チーム」構想
2008 年	第1回「周術期セミナー」開催 『周術期管理チームテキスト』刊行
2014 年	「周術期管理チーム看護師」認定開始
2016 年	「周術期管理チーム薬剤師」認定開始
2017 年	「周術期管理チーム臨床工学技士」認定開始

表2 「周術期管理チーム」受験資格

	受験資格 （以下の条件を満たし，認定試験に合格すること．更新規定は別途あり）	開始年
周術期管理チーム看護師	● 日本の看護師免許を有すること ● 手術室等の勤務が満2年間あること ● 周術期管理チームセミナーへの2回以上の参加実績があること ● 日本手術看護学会が主催する年次大会（地区学会含む），あるいは麻酔看護研修に2回以上の参加実績があること	2014
周術期管理チーム薬剤師	● 日本の薬剤師免許を有すること ● 病院・診療所勤務歴を5年以上有し，そのうち2年以上の周術期関連の実務経験があること ● 周術期管理チームセミナーに2回以上の参加実績があること	2016
周術期管理チーム臨床工学技士	● 日本の臨床工学技士免許を有すること ● 手術室，周術期管理センターまたは集中治療部門（救急部門含む）の臨床経験が3年以上であること ● 日本臨床工学会または日本臨床工学技士会主催あるいは共催の指定セミナーに1回以上の参加実績があること	2017

（文献[2]を参照し筆者作成）

るには，日本麻酔科学会が開催する周術期セミナーや日本手術看護学会が主催するセミナーなどへの参加が求められます．そして，認定試験を受け，合格すれば晴れて「周術期管理チーム看護師」となります．現在，周術期管理チームの認定は，薬剤師，臨床工学技士にまで拡がっています．それぞれ，応募資格や受験資格が設けられています 表2 ．受験者，合格者は年々増加しており，「周術期管理チーム」の認知度と必要性も徐々に理解されてきています．

[2] 日本麻酔科学会：周術期管理チーム認定制度ホームページ
https://public.perioperative-management.jp（2019.2.6. 参照）

周術期管理チームとはなにか

● 周術期管理チームは，外科医，麻酔科医，歯科医，手術室看護師，集中治療室看護師，病棟看護師，外来看護師，薬剤師，臨床工学技士，理学療法士，作業療法士，言語聴覚士，栄養士，歯科衛生士，臨床心理士，医療ソーシャルワーカー，診療情報管理士，医療事務など，周術期医療にかかわるあらゆる職種のメンバーで構成されます[3]．このチームの目標は，手術を安全に行い，患者が

[3] 川口昌彦：周術期管理チームと認定制度．"チーム医療による周術期管理まるわかり"．川口昌彦 他 編．羊土社，pp18-20, 2015

できるかぎり短時間で社会復帰することにあります.

● 周術期医療,とくに手術室における安全管理には特徴があります.通常の臨床業務では,医師が指示し,看護師が指示に基づいて処置を行うのが一般的です.指示を出す医師と,その指示を実施する看護師の間でダブルチェックが機能します.しかも,薬剤の投与においてはさらに複数の看護師によるチェックが行われることが普通ですから,より多くの医療者がチェックを行い,安全性を高めることができます.しかし,手術室という密室において,麻酔科医は多くの場合単独で判断し,自ら処置を行います.指示と処置の間に看護師などの他者の介在はなく,ダブルチェックは機能していません[2][4].より安全な手術,麻酔を行うには,麻酔科医の判断を理解し,指示をチェックすることのできる存在が必要になります.手術室において,その存在が手術室看護師であることはいうまでもありません.

● さらに特徴的な安全管理として挙げられるのが,術前管理の重要性です.日本麻酔科学会が行っている偶発症例調査の結果によれば,術中心停止などの危機的偶発症の原因の過半数は,術前合併症にあるとされています.死亡症例では,その60%が術前合併症によるものと推計されているのです[1].術前に患者の基礎疾患を把握し,そこに潜んでいる術中合併症の可能性を見つけ出し,必要な検査などを行って対策を講じておくことが,より安全な手術を行うために求められています.しかし,手術件数は年々増加傾向にあり,患者は高齢化しています.高齢の患者は多くの既往歴をもち,多くの内服薬を服用し,さらに複数の病院に通っていることも稀ではありません.多くの手術部が,手術前日の麻酔科医師による診察を行ってはいますが,複雑多岐にわたる患者のリスクを,手術前日のごくわずかな時間に発見し,さらに手術までの間に対処することは,きわめて困難だといわざるをえません.

● 「周術期管理チーム」は,これらの現状を踏まえ,安全に手術が遂行されるよう,多職種でアプローチするチーム医療の一つの形態です.「周術期」つまり,術前・術中・術後の管理を多職種で実施することで,より安全な医療実践につながります.術前評価や薬剤管理,口腔機能評価,術中管理,術後の痛み管理,栄養管理,リハビリテーション,医療機器の管理,さらには退院支援など,周術期のあらゆる場面が対象となります[3].重要なのは,患者の情報を,すべてのチームメンバーが共有することです.情報を共有することで,患者の問題点を共有し,職種を越えた対策を行うことができます.

● 周術期のなかでも,「周術期管理チーム」の活躍がもっとも求められるのは,術前外来です[5].周術期医療の安全性と質の向上には,術前外来機能の充実が不可欠なことは,前述の安全管理の面からも容易に想像できます.手術が決定した瞬間から,患者にとっての「術前」期間が始まります.術前のアプローチは,早ければ早いほど効果が期待できることも多くあります.禁煙指導などが

[4] 古家 仁:周術期管理チームの歴史と将来展望.日臨麻会誌 38(7):791-7, 2018

[5] 河本昌志:周術期管理チーム看護師の業務内容を考える 周術期管理チーム認定看護師の術前業務を考える.日臨麻会誌 37(1):98-102, 2017

その最たるものといえます．手術前日や前々日の入院が当たり前となっている現在，術前外来は入院前の外来通院の段階で行われます．そこでは，禁煙指導や食事指導などの生活指導を含めた術前オリエンテーション，内服薬の確認，口腔機能評価などが行われます．術前管理において多職種が関わることで，有効な安全システムが機能します．

- たとえば，術前の歯科医の診察は，動揺歯を事前に把握し挿管時の歯牙損傷を防ぐことができます．薬剤師による内服薬のチェックが行われれば，術前休止薬の種類や休薬期間を正確に把握でき，休薬していないことによる手術の延期という事態を避けることができるはずです．実際に，周術期管理チームでの術前外来を開始してから，挿管時の歯牙の脱落がゼロになったという報告もあります[6]．麻酔科医による診察だけでなく，看護師の問診や指導，そのほかのさまざまな職種が関わることで，安全性が向上し，手術リスクの軽減へとつながるのです．

- また，最近では，術前や術中だけでなく，術後への介入も始まっています．術後回復室（Post Anesthesia Care Unit）における管理や，術後の痛みをケアするAPS（Acute Pain Service）は，「周術期管理チーム」の知識と技術を活かすことができる場であると考えられています[7]．

[6] 山本千恵：周術期管理チームにおける多職種の連携と看護師の役割．日臨麻会誌 35(7)：744-9, 2015

[7] 木山秀哉：周術期管理チーム看護師の業務内容を考える　周術期管理チーム看護師に期待するもの　術後．日臨麻会誌 37(1)：110-3, 2017

エビデンス 1

チーム医療の定義

チーム医療は，以下のように定義づけられています．
「チーム医療とは，医療に従事する多種多様な医療スタッフが，おのおのの高い専門性を前提に，目的と情報を共有し，業務を分担しつつも互いに連携・補完し合い，患者の状況に的確に対応した医療を提供すること」（2010年厚生労働省チーム医療の推進に関する検討会）[8][9]
多くの患者に多くの職種が関わる周術期医療では，目的と情報を共有する「周術期管理チーム」が機能することが不可欠です．

[8] 菊地京子 他：手術看護の実際　チーム医療．"手術看護の歴史―専門性を求めつづけた歩み―"日本手術看護学会編．東京医学社，pp191-7, 2016

[9] 長瀬 清 他：国立大学病院における周術期管理チーム医療の現状．日手術医会誌 37(4)：312-9, 2016

周術期管理チーム看護師の果たす役割

- 「周術期管理チーム看護師」は，周術期医療，とくに麻酔や術中合併症などの専門的な知識と技術を備えています．そして，麻酔科医の診療補助や術前の情報収集などの役割を期待されています．さらにチーム医療のメンバーとして調整役を担うのも，看護師の役割です．調整役としての手術室看護師の能力は，「周術期管理チーム看護師」に求められる大きな役割の一つです．さまざまな職種が協働するチームにおいて，円滑な情報共有や相互の意

思伝達は，チーム運営の要といえます．

臨床知 1 看護師はチームと患者をつなぐ調整役

医療安全対策チーム，栄養サポートチーム（NST），感染制御チーム（ICT）など，臨床現場におけるチーム医療にはさまざまなものがあります．そのほとんどのチームにおいて看護師は，医師とその他の職種，さらにはチームと患者をつなぐ調整役を担っています[10]．常に患者のケアを行う看護師は，患者の状態や要望をくみ取ってチームへ伝達し，必要な対策を患者に還元することができるのです．

臨床知 2 看護師は他職種をつなぐ調整役

通常の手術室看護において，手術室看護師は，看護師以外のさまざまな職種との調整役を担っています．たとえば，気道確保困難が予想される患者の場合，麻酔科医と情報を共有して複数の気道確保デバイスを準備します．また，複雑な手術進行が予想される手術において，執刀医と事前に使用機器や手術体位について話し合いを行うこともあります．近年増加しているロボット支援下手術においては，多くの医療用機器が使用されるため，使用方法などについて臨床工学技士と相談を行うこともしばしばです．チームのマネジメント能力は，多くの手術室看護師が経験から身につけています．

現状と課題，そしてこれから

- 現在，多くの医療施設が「周術期管理チーム」を立ち上げています．また，まだチームを結成していない施設でも，これから周術期のチーム医療を行いたい，という要望をもっています．周術期管理チームを導入した施設の多くが目的にしているのは，周術期医療の質の向上です[9]．入院日数の短縮や，術中有害事象の減少など，患者満足度や周術期医療安全につながる結果が期待されています．また，こうした取り組みが保険診療上のチーム医療加算になることで，より多くの施設が周術期管理チーム制度を導入し，さらなる周術期医療の質の向上へと良い循環を導いてくれることを願ってやみません．

---

[10] 福原麻希：各チームにおける役割と仕事内容．"チーム医療を成功させる10か条―現場に学ぶチームメンバーの心得―"．中山書店，pp198-229，2013

編集委員からの一口アドバイス

周術期管理チームは，手術を受けるさまざまな患者がより安心して手術を受けられる環境づくりを行うチーム活動が役割です．このチーム医療（A Team Approach to Health Care）がもたらす具体的な効果は，患者が安心して手術を受けることができることはもちろん，相対的には，①異常の早期発見・回復促進・重症化予防など医療・生活の質の向上，②医療の効率性向上による医療従事者の負担軽減，③医療の標準化・組織化を通じ医療安全が向上するなどが期待されます．

チーム医療を実践しはじめるには，各医療スタッフの知識・技術の高度化への取組みや，ガイドラインなどを活用した治療の標準化の浸透などが必要です．また，おのおのの医療スタッフの専門性を高め，その専門性に委ねつつも，これをチーム医療という活動スタイルを通して再統合していくという発想の転換が求められます．

チーム医療とは，決して役割分担（分業）ではなく多職種の領域が協働と連携しあう，しかも，オーバーラップ（重層的）しながら医療サービスを提供することです．

I. 総論

周術期ケアの目的と看護師の役割
～周術期看護ってなに？ 周術期とは??～

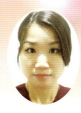

荻窪病院
（手術看護認定看護師）
森重 志穂（もりしげ しほ）

エビデンス & 臨床知

エビデンス
- ☑ 周術期看護は患者が意思決定する権利を尊重し，患者にとって最良の選択ができるよう支援する．
- ☑ 看護師は，チーム医療のキーパーソンとして患者や医師その他の医療スタッフから寄せられる期待は大きい．

臨床知
- ☑ 周術期看護は，全人的アプローチとともに一貫した看護を提供することが重要．
- ☑ 周術期を支援する看護師は言語的コミュニケーションと非言語的コミュニケーションを活用し，患者の思いを表出しやすいよう関わる．

はじめに

- 周術期とは，日本手術看護学会の『手術看護業務基準』では「術中だけでなく前後の期間を含めた一連の期間である．一般には入院から退院するまでの期間をいい，手術に必要な3つの段階，術前・術中・術後が含まれる」[1]と定義されています．現在，入院期間の短縮化傾向にあって，術前検査は外来で行い，術前日入院する場合がほとんどです[2]．そのため，本項における周術期の定義は，患者が医師より手術の必要性を説明された時点から始まるものととらえます．

- 周術期ケアとは明確な定義はありませんが，周術期の患者に対し，周術期を通して最良の医療が提供できるよう多職種が専門性を活かしながら支援することを指し，周術期管理と同義として用いられることもあります．周術期管理については前項で述べられているため，本項での周術期ケアは，周術期において看護師が提供する看護（周術期看護）について述べていきます．

[1] 日本手術看護学会 手術看護基準・手順委員会 編：周術期継続看護基準．"手術看護業務基準"．日本手術看護学会，pp67-75, 2017

[2] 秋元典子：手術の定義と合法性．"周手術期看護論 第3版"雄西智恵美他 編．ヌーヴェルヒロカワ，pp4-6, 2014

著者プロフィール（森重志穂）
看護師免許取得後，杏林大学医学部付属病院中央手術室を経て，荻窪病院手術室へ勤務
2015年 手術看護認定看護師を取得する

周術期看護とは

- 周術期看護とは，術前・術中・術後のすべての期間に一貫した全人的看護ケアを提供することにあります[3]．周術期看護に求められることは患者が自ら選択した手術に対し最良の医療を提供し，最大の利益となるよう支援するところにあります．そのために看護師は患者が主体的に治療に取り組み，退院後に健康的な生活のための療養行動を構築していけるよう支援します．
- 周術期に求められる看護師の役割は多くありますが，本項では①意思決定支援　②心理的支援　③看護師の連携　④多職種との連携，について述べていきます．
- また，周術期看護を担う看護師は，外来看護師・病棟看護師・手術室看護師のことを指します．

[3] 秋元典子：周手術期看護の理念と専門性．"周術期看護論　第3版"雄西智恵美 他編．ヌーヴェルヒロカワ，pp14-20, 2014

意思決定支援

- 医師の診断の結果，手術の必要性を説明された患者は，手術決定をするうえで大きな決断をしなければいけません．しかし，患者は手術が最良の方法であることへの理解や入院にともなう休職期間，経済的な問題，家族への心配や不安などさまざまな状況下におかれます．医師より手術の説明を受け，疾患によっては短期間での手術の決定が求められます．患者の意思決定を支えるには，医師との対話に患者が「主体的に参加するための姿勢づくり」を促し，患者が十分に考えや思いを述べることができるよう「医師との対話を支え」ます．また，医師が説明した内容を理解したのか確認をし，必要時は医師が話した内容をわかりやすく説明するなど「情報の理解を助ける」ことをします．そして患者に自分の考えや思いを表出するよう促し，「気持ちの揺れや迷いに寄り添いながら意思決定できるよう支援」します．「患者が下した決断を尊重」し，医師や家族に伝えるのを助けます[4]．
- 患者の意思決定場面は手術の決定にかぎらず，手術後の治療にも生じてきます．周術期を支援する看護師は，必要なインフォームド・コンセントが医師より行われ，患者が十分に納得した状態で治療を受けることができるよう支援する役割があります．

[4] 佐藤まゆみ：手術前期の看護．"急性期看護Ⅰ　概論・周手術期看護　改訂第2版"林　直子 他編．南江堂，pp48-64, 2015

患者を尊重した意思決定支援

看護師の役割は看護を必要とする人が意思決定する権利を尊重し，その人にとって最良の選択ができるよう支援することです[5]．たとえば，手術室看護師が行う意思決定支援には，手術を受ける患者が術前外来や入院後の術前回診で麻酔科医師より麻酔方法について説明を受け，選択するときにあります．全身麻酔や硬膜外麻酔，脊髄くも膜下麻酔（脊椎麻酔），局所麻酔など麻酔方法はさまざまです．患者は手術だけではなく，麻酔についても「麻酔が効かないかも……目が覚めないかも……」「手術後は痛くない

[5] 日本看護協会ホームページ「看護の倫理綱領」https://www.nurse.or.jp/nursing/practice/rinri/rinri.html（2019.2.26.参照）

といいな……」「手術中に意識があるのは嫌だな……」などの不安や疑問を抱えています．手術室看護師が術前訪問にて訪室し，術前オリエンテーションをしていると，患者から「麻酔科の先生には脊椎麻酔で同意したけど，やっぱり手術中に音が聞こえるのは嫌だな……でも……頑張ります……」との発言があり，そのことを麻酔科医師へ相談しました．麻酔科医師より再度患者へ麻酔方法について説明をしてもらい，患者は納得した麻酔方法を選択し，手術に臨むことができました．患者は手術を決定したときから治療における複数の選択をしなければならず，意思決定支援は十分な患者理解と適切な情報提供をすることが最良の選択につながるため，周術期に支援する看護師の役割は重要となります．

心理的支援

- 手術を受ける患者・家族は手術を受けると決定した時から，入院，手術，退院，社会復帰をしていくなかでさまざまな思いを抱いています．急性期の患者にとっては現在自分がおかれている状況も不安要因となりますが，この先に何が待ち受けどのようになるのか予測がつかないことも不安要因となりやすいです[6]．近年は事前に入院生活について説明される時間も少なく，手術前日に入院し，入院生活に関わる職種から立て続けに説明を受け，理解する前に手術日を迎えることも少なくないです．不安は患者・家族によって異なり，治療に対する不安，手術に対する不安，回復過程への不安，家族に対する不安などさまざまです．

[6] 林　直子：急性期の状態にある患者の身体的・心理的反応．"急性期看護I 概論・周手術期看護　改訂第2版"林直子 他編．南江堂, pp6-34, 2015

- 手術に対する過度の不安は麻酔にも影響を与え，患者の既往や合併症によっては術後にも影響することがあります．手術室看護師が行う不安の軽減への支援は，術前訪問や術前外来（周術期外来）で手術室入室から病棟への帰室までをイメージできるような説明を行い，患者の表情や言動を観察し，不安の表出や手術へのストレスを軽減できるよう関わります．

- 患者の心理的なケアが必要な場面は手術の前だけではなく，手術の必要性を提示された外来や，局所麻酔や脊髄くも膜下麻酔など意識下で行われる手術中にも生じ，手術後には回復過程や社会復帰，家族についてなど患者によってその時々で変化します．患者が抱える問題や不安をその場で解決することが困難な場合もありますが，個別性をもってアセスメントし，言語的コミュニケーションだけではなく非言語的コミュニケーション 表1 をフルに活用しながら，患者が思いを表出しやすい環境作りやストレスの軽減を図ることが，周術期に支援する看護師の役割です．

表1 言語的コミュニケーションと非言語的コミュニケーション

	視覚的	聴覚的	身体感覚的	嗅覚	味覚
非言語的コミュニケーション	表情，顔色，目の動き	声のテンポ，トーン，声質	身ぶり，手ぶり，髪型	香り	味
言語的コミュニケーション	話す言葉の内容，手話，筆談（意見，意思，考え，感情，価値観など）				

臨床知1 患者に温かい関心をもつこと

看護師が寄せる温かい関心は，場の雰囲気をなごませ，患者・家族が発言するきっかけを作ります[7]．しかし，患者の多くは手術前日に入院するため，手術室看護師が術前訪問を目的に患者の病室へ訪室すると，病棟看護師または医師や他職種が入院生活や手術について説明中だったり検査前であったりするなど，患者は入院後忙しく，対話できる時間が限られてしまうことが多々あります．そのために，看護師は早口になってしまうことや情報収集に集中してしまいがちです．術前訪問では患者が思いを表出できる時間が限られてしまうことが多く，比較的時間に余裕がある術前外来では手術に対する患者・家族の理解度を確認しながら，入院後や手術に対してイメージをもつことができ，患者が思いを表出できるよう支援します．患者からは落ち着いて話しをすることで「聞きたいことを聞けてよかった」「ていねいに説明してくれて手術のイメージができた」との声が聞かれます．患者への心理的支援は治療へのモチベーションにも関わるため，落ち着いた話しやすい空間や環境を整えることは，患者が思いを表出するのに重要であることはもちろんですが，周術期に支援する看護師は視線を合わせ，表情，態度や口調，雰囲気など非言語的コミュニケーションを使って患者に温かい関心をもつことが大切です．

[7] 花出正美：術前の看護．"周手術期看護論 第3版"雄西智恵美 他編．ヌーヴェルヒロカワ，pp83-100, 2014

看護師の連携

- 手術患者を中心とした外来・病棟・手術室の看護師同士の連携は，周術期ケアにおいて患者の長期目標に向かって，情報を共有しながら各部署が連携し，継続的に展開される一貫した看護を提供することが求められています[8]．

[8] 日本手術看護学会 手術看護基準・手順委員会 編：周術期継続看護基準．"手術看護業務基準"．日本手術看護学会，pp67-75, 2017

1．外来看護師と病棟看護師の連携

- 医療依存度の高いまま退院となることも多く，早期退院後の外来通院では，リハビリテーションや障害の受容，ストーマケアや創

傷ケア，装具の使い方の指導が必要になります．外来看護師と病棟看護師が連携をとることで，円滑な支援ができると考えます．手術を受けた患者にとって退院後初めての外来受診の日は，大きな意味をもちます[9]．

- たとえば，外来看護師は術前の患者の様子や表情，悩みや気がかりとしていること，日常生活での過ごし方などを伝え，病棟からは術後の生活に向けた患者のとらえ方，入院中に生じた生活への困難さや工夫など，退院後の生活に向けた情報を引き継ぎます．情報を共有し連携することで，外来看護師は退院後に実際に日々の暮らしに戻り本当の不自由さを感じている患者にどのようなサポートができるのか，術前，術後の情報から考慮し支援することができます．病棟看護師から外来看護師へ情報共有，連携が求められます．

[9] 秋元典子：周手術期看護の理念と専門性．"周手術期看護論 第3版"雄西智恵美 他編．ヌーヴェルヒロカワ，pp14-20, 2014

2．手術室看護師と病棟看護師の連携

- 手術室看護師と病棟看護師の連携は，術式や術中の経過を説明することが主となります．病棟看護師は手術侵襲による術後経過を予測し，合併症の予防や異常の早期発見に活かします．また，手術室看護師は患者を術後に訪問し，引き継いだ看護が継続されているかの確認や術中の様子について患者が疑問に思っていることに答えます．術後訪問の意義は，提供した看護の評価と，評価を基に今後の手術看護に活かすことです[10]．自身が担当した患者に直接訪問し，回復過程を観ることは，手術室看護師のモチベーション向上にもつながります[10]．

[10] 日本手術看護学会 手術看護基準・手順委員会 編：周術期継続看護基準．"手術看護業務基準"．日本手術看護学会，pp67-75, 2017

臨床知2　術後訪問はモチベーション向上につながる

手術翌日，術後訪問のため，両膝同時に人工膝関節置換術を実施した患者の病室へ訪室しました．しかし，患者は痛みが強く，ほぼベッド上安静か横たわったまま下肢を動かすことが精一杯であり，患者からは「痛くて動くなんてできないわよ」「ちょっと休むわね」と会話にも消極的でした．術後2日め，歩行を始めたことをカルテ上から情報収集し，再度訪問することを伝えると，ベッド上端坐位となり「待っていたのよー．この前は見せられなかったから」「痛いけど，けっこう歩けるようになったのよ」と歩行する様子を見せてくれました．術後訪問について土藏らは「患者は手術を一緒に乗り越えてくれた看護師に信頼を寄せ，新しく生じた手術に関する疑問や戸惑い，今の気持ちを表出してくれるようになる」[11]と述べています．術後訪問は患者との信頼関係の構築や病棟看護師との継続看護のためだけではなく，手術室看護師の充実感，達成感にもつながると考えます．

[11] 草柳かほる：手術を受ける患者の不安への援助の基本．"こころに寄り添う手術看護"土藏愛子 他編．医歯薬出版，pp41-57, 2014

多職種との連携

1. コーディネーターとしての役割

- 昨今では，周術期医療を充実させるためにチーム医療の必要性が高まっています．質の高いチーム医療を提供するためには，患者および家族の意思や願いを中心に多職種からなる医療チームが同じ目標に向かうことが必要です．そのなかでも看護師は，診察・治療などに関連する業務から患者の療養生活の支援に至るまで幅広い業務を担っているため，「チーム医療のキーパーソン」として患者や医師その他の医療スタッフから寄せられる期待は大きいです[12]．看護師は患者，家族の意思をとらえやすい立場にあるため，多職種との調整をするコーディネーターとしての役割があります．

[12] 厚生労働省：チーム医療の推進について（チーム医療の推進に関する検討会報告書）
https://www.mhlw.go.jp/shingi/2010/03/dl/s0319-9a.pdf（2019.2.26. 参照）

臨床知 3　術前から始まる退院支援

筆者が術前外来や術前訪問で患者より情報収集をしていると，「すぐに退院すると心配だし困っちゃうのよね」「手術の後で手が不自由だからおうちのことできないわね」という発言が聞かれることがあります．在院日数短縮化にともなって医療依存度の高いまま退院を余儀なくされます．退院後に自分はうまくやっていけるだろうかと不安を抱えたまま在宅医療へ移行する人も少なくないです．その困難や問題は，各制度，施設・機関，人材である社会資源において指導・支援で解決できるのか，複雑な退院支援を行う必要があるのかという問題に対して，術前外来で早期にアセスメントを行うことで，退院調整看護師や医療ソーシャルワーカーと早い段階で連携を取ることが可能となります．手術室看護師が直接関わることが難しい，退院支援に関しても，多職種と連携を取ることで，周術期看護の向上につながります．

2. 入退院支援加算

- 周術期は手術を受ける術中だけでなく，前後の期間も含めたものです．周術期ケアも入院から退院に向けて術前から支援することが重要になります．退院支援も退院が決定した時から始まるものではなく，外来や入院時から退院後を見据えています．平成30年度の診療報酬改定にともない，切れ目のない援助を行っていくことを評価されたことから，従来の「退院支援加算」から「入退院支援加算」へと名称が変わりました[13]．

[13] 厚生労働省保健局医療課：平成30年度診療報酬改定関係資料（医科・調剤）
https://www.mhlw.go.jp/file/06-Seisakujouhou-12400000-Hokenkyoku/0000196430.pdf（2019.2.26. 参照）

医療チームの協働

- 入退院支援の対象は手術が必要な患者だけではなく，手術を必要

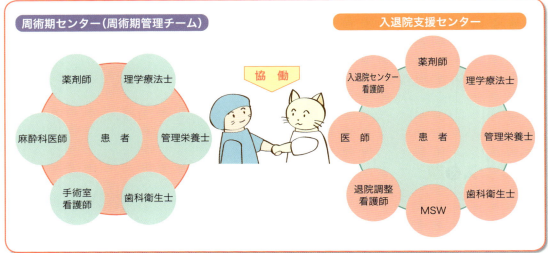

図1 医療チームの協働

としない患者も対象になります．チーム医療が求められている今，入退院支援センターや周術期センターなど医療チームで協働し，情報の共有や患者支援を実施していくことで，外来通院時から入院し退院，その後の療養生活を一貫して支援していくことができます．

> 編集委員からの一口アドバイス
>
> 手術室における看護は，①手術前の患者との関わりである術前訪問を起点として，②手術療法と手術の行われる手術室の特性に基づいた看護の実践と，③手術後の患者との関わりによる看護の評価（術後訪問）を包含したものといわれます．手術室看護師による術後の患者訪問の意義は，周術期看護の評価と，その評価をその後の患者看護に活かすことです．また，技術が優先されがちな手術室において，患者の存在を意識づける機会となっているという考えを述べている方もいます．
>
> しかし，看護の継続性を勘案するならば，術前・術後の訪問は何をめざしているのか，何が本質的な目的で，そうすることによる有益性は何かを明確にする必要もあると思います．つまり，看護の継続性を重要視するならば，手術室看護師以外の看護師たちが周術期看護の意義と意味を理解し，手術室看護師が手術室以外で活動する必要もないようにすることの視点も考えねばならないのかもしれません．

I. 総論

ERAS®(Enhanced Recovery After Surgery)とは
～ERAS®の基礎を知り周術期ケアの視点を養う～

杏林大学医学部付属病院
（手術看護認定看護師）
羽生 聡（はにゅう さとし）

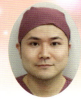

エビデンス&臨床知

エビデンス
- ☑ 術前4週間以上前からの禁煙により、周術期合併症が減少し、術後回復が促進される．
- ☑ 術前の清澄水は目的に応じて選択し、術前の絶飲食の期間を短縮する．
- ☑ 予防的抗菌薬は、手術開始時に十分な殺菌作用を示す濃度となる時間を考慮して、術前に投与する．

臨床知
- ☑ 術前の詳細な説明により、周術期の不安軽減や疑問解消を図る．
- ☑ 消毒前に身体の下にオムツを挿入し、ドレーピング前に引き抜くことで、液だまりと化学熱傷を予防する．
- ☑ 麻酔開始前や手術室出棟前から被覆材料、患者加温装置などを用いて積極的に保温・加温を実施する．

はじめに

- 近年、手術件数は増加傾向[1]にあり、高齢化率28％（2018年7月1日時点）[2]の上昇にともない、さまざまな既往歴がある患者が増えています．また、平均在院日数が短縮化[3]され、患者は短期間にさまざまなオリエンテーションや指導を受け、治療・看護を提供されます．そのため、入院から手術を受け退院するまでの周術期だけでなく、その前後の外来受診時も含めてチームで医療を提供することが重要となります．

- 従来は術前および術後において、麻酔科医による術前・術後診察や手術室看護師による術前・術後訪問が実施されていました．近年は外来の時点で術前評価や術前説明を行う施設や、術後疼痛管理チームを結成し術後の痛みを管理する施設も増えてきました．当院でも周術期管理センターや術後疼痛管理チームで多職種が連携し、チーム医療を実践しています．これらの周術期管理の多くは、術後回復能力強化プログラムに基づいて実践されています．

[1] 厚生労働省：二次医療圏を基に医療提供体制を考える～治療件数から見たがん医療の状況～
https://www.mhlw.go.jp/stf/shingi/2r9852000002r81d-att/2r9852000002r86h.pdf（2019.1.15 参照）

[2] 総務省統計局：人口推計―平成30年12月報―
https://www.stat.go.jp/data/jinsui/pdf/201812.pdf（2019.1.15 参照）

[3] 厚生労働省：平成29年（2017）医療施設（静態・動態）調査・病院報告の概況
https://www.mhlw.go.jp/toukei/saikin/hw/iryosd/17/dl/03byouin29.pdf（2019.1.15 参照）

著者プロフィール（羽生 聡）
杏林大学医学部付属病院へ入職し、東京女子医科大学看護学部認定看護師教育センターへ入学．2016年手術看護認定看護師の資格を取得し、周術期管理センター勤務や病棟研修を経験する．現在、周術期における患者・家族への継続看護を目標とし、主任補佐として手術部を中心に活動している

ERAS®の概要

- 術後回復能力強化プログラムとは、術後回復能力を強化し患者予後を改善することを目的に提案された、科学的根拠に基づいた周術期管理方法です。世界中でさまざまなプログラムが提案されています。ERAS®（Enhanced Recovery After Surgery）とは、2005年に北欧から提唱された術後回復能力強化プログラムのプロトコルです。開腹結腸直腸切除術の周術期管理に対して約22項目の対策が提唱され、現在は術式別にプロトコルが公表されています。日本でもERAS®プロトコルは広く知られ実行されており、術後回復能力を強化し、術後合併症減少、入院期間短縮、安全性向上、コスト削減などをめざします。

> 編集委員からの一口アドバイス
> ERAS®は、もともとはESPEN（ヨーロッパ臨床栄養代謝学会）によって提唱されたものですが、今では世界各国でガイドラインが作成・公表されるなど普及が進んでいます。

ERAS®プロトコルの推奨項目

- ERAS®プロトコルは周術期を通して約22項目が推奨されており、術後回復促進を妨げる3大因子を克服するために有効といわれています 図1．

> 編集委員からの一口アドバイス
> ERAS®プロトコルには栄養管理も含まれており、異化を抑制し代謝を改善するための栄養サポート、消化管機能維持、経口での栄養摂取などが早期回復につながる因子として注目されています。

術後
- 不要なドレーンの排除
- 膀胱留置カテーテル使用期間の短縮
- 消化管蠕動運動の促進
- 術後鎮痛
- 栄養管理／血糖管理
- 早期離床促進プログラム策定
- 退院基準の明確化
- 退院後フォローアップケアの促進
- コンプライアンス／アウトカム調査

術中
- 静脈血栓塞栓症予防
- 予防的抗菌薬投与と皮膚消毒
- 短時間作用型の麻酔薬/麻薬
- 術後悪心・嘔吐の対策
- 小切開創・低侵襲手術
- 術後に胃管留置の廃止
- 術中低体温の予防
- 輸液管理

術前
- 入院前・術前のカウンセリング
- 術前状態の最適化（貧血の是正，禁酒，禁煙，術前リハビリテーション）
- 必要最低限の消化管前処置
- 術前の絶飲食期間の短縮／炭水化物摂取を推奨
- 麻酔前投薬なし

＊術後回復促進を妨げる3大因子：痛み／不動／消化管機能不全

図1 ERAS®プロトコルの推奨項目——開腹結腸直腸切除術の周術期管理例（文献4〜7を参照して作成）

術　前

1. 入院前・術前のカウンセリング

- 患者から得られた情報をもとに，カウンセリングや術前指導，**術前説明**🔍などに活かします．既往歴や内服薬，休薬の有無や期間，アレルギー情報，関節可動域，喫煙歴，感覚器障害，不安など，術前に得られる情報はさまざまです．看護師だけでなく多職種から得られた情報を周術期で共有します．

🔍 **臨床知1**

[4] 谷口英喜："術後回復を促進させる周術期実践マニュアル 患者さんにDREAMを提供できる周術期管理チームを目指して"．日本医療企画, 2018

[5] 日本麻酔科学会・周術期管理チーム委員会："周術期管理チームテキスト，第3版"．日本麻酔科学会, pp3-10, pp13-6, pp476-82, 2016

[6] 福島亮治 他：ERASとは何か．臨床外科 69(11)：10-4, 2014

[7] 宮田　剛：ERASとは何か．外科 77(2)：126-30, 2015

臨床知1　術前説明での視聴覚教材の利用

当院では周術期管理センターを受診する患者・家族に対して，手術・麻酔・口腔機能評価に関するDVDを最初に視聴していただいています．視覚的に流れや注意点をイメージしてもらってから医療者が問診や術前説明を行うことで，患者・家族の不安や疑問が表出されやすく，介入しやすくなります．術前の詳細な説明により，周術期を通して患者からの協力が得られやすくなり，不安軽減や疑問解消を図ることができます．

2. 術前状態の最適化（貧血の是正，禁酒，禁煙，術前リハビリテーション）

- 貧血は，術中・術後の輸血投与の危険因子であるため，術前に是正します．多量飲酒者は心血管系合併症や出血量の増加など，喫煙者は呼吸器合併症や創傷治癒の遅延などの周術期合併症が増加します．そのため，禁酒・**禁煙**🔍は4週間が推奨されています[8]．また，患者の身体機能に応じて術前からリハビリテーションを活用することは有効とされています．リハビリテーションに加え適切な栄養療法を組み合わせることで，サルコペニアや創傷治癒遅延の予防も期待されます．

🔍 **エビデンス1**

[8] 日本麻酔科学会：周術期禁煙ガイドライン2015
http://www.anesth.or.jp/guide/pdf/20150409-1guidelin.pdf
（2019.2.5 参照）

エビデンス1　術前の禁煙

喫煙率は男女計17.9%（2018年）[9]であり，約5～6人に1人は喫煙者という調査結果があります．ニコチンやタール，一酸化炭素などの成分は生体にさまざまな影響を与え，周術期合併症が増加し，術後回復が遅延します．そのため，『周術期禁煙ガイドライン』[8]では術前禁煙や禁煙介入により，さまざまな周術期合併症発生頻度が減少する（強い推奨）といわれており，術前4週間以上前からの禁煙が望ましいとされ

[9] 日本たばこ産業：2018年「全国たばこ喫煙者率調査」
https://www.jti.co.jp/investors/library/press_releases/2018/0730_01.html（2019.1.19 参照）

ています．禁煙による影響だけでなく，禁煙期間と効果を 表1 や図を用いて説明すると，より理解を得られやすくなります．

表1 禁煙期間と効果

禁煙期間	禁煙効果
12〜24時間	一酸化炭素とニコチンの血中濃度の低下
48〜72時間	一酸化ヘモグロビンの血中濃度の正常化，気道線毛運動の改善
1〜2週間	喀痰量の減少
4〜6週間	肺機能検査の改善，手術創感染の低下
6〜8週間	免疫反応と薬物代謝の正常化
8〜12週間	術後合併症の減少
6ヵ月	末梢気道の開存

(文献6を参照して作成)

3．必要最低限の消化管前処置

● 従来は，消化管手術では感染症の発症率や手術操作を考慮し，浣腸や緩下薬内服などの管理がされていました．しかし，積極的に行う根拠はないとされ，必要な術式に限定して使用することが推奨されています．

4．術前の絶飲食期間の短縮／炭水化物摂取を推奨

● 固形物の摂取は，ERAS®プロトコルでは術前6時間前とされていますが，『術前絶飲食ガイドライン』[10]では明確な時間は示していません．絶飲食期間 の短縮によって，絶飲食にともなうストレスや口渇感の軽減，胃酸希釈による誤嚥性肺炎の重症化予防などの利点があります．

● 経口摂取飲料による炭水化物の摂取は，術後のインスリン抵抗性の減弱や術前の水電解質の補給，空腹感の軽減といった利点があります．

[10] 日本麻酔科学会：術前絶飲食ガイドライン2012
http://www.anesth.or.jp/guide/pdf/kangae2.pdf（2019.2.5参照）

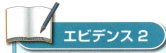

術前絶飲食時間

長時間の術前絶飲食は，患者に口渇感や空腹感などの苦痛を与え，脱水や周術期合併症を増やす可能性があります．『術前絶飲食ガイドライン』[10]では，清澄水の摂取は年齢を問わず麻酔導入2時間前まで安全とされています．しかし，液体に比べて固形食に関するエビデンスが不十分であること，固形食の定義が明確でなく，含まれている栄養素もさまざまであ

るという理由から，固形食の摂取について明確な絶食時間は示されていません．術後のインスリン抵抗性を減弱させるためか，術前の水電解質を補給するためか，口渇感や空腹感を軽減するためか，目的を明確にして術前の清澄水を選択します．

5．麻酔前投薬なし

● 麻酔管理や麻酔法，術後の指示理解や離床に影響を及ぼす長時間作用性のベンゾジアゼピン系薬物は避けます．前投薬をする場合は，前投薬の意義・目的や麻酔法・麻酔薬などを考慮して決定します．

術　中

1．静脈血栓塞栓症予防

● 弾性ストッキングや間欠的下肢圧迫法など，患者の静脈血栓塞栓症のリスクに応じて予防的に対応します．『肺血栓塞栓症および深部静脈血栓症の診断，治療，予防に関するガイドライン（2017年改訂版）』[11]では，リスクレベル分類や予防法などに関して記載されています．静脈塞栓血栓症の付加的な危険因子の強度（肥満，高齢，下肢麻痺など）や各領域のリスクを加味して総合的に評価し，対応する予防法を実践します．

[11] 日本循環器学会 他：肺血栓塞栓症および深部静脈血栓症の診断，治療，予防に関するガイドライン（2017年改訂版）http://www.j-circ.or.jp/guideline/pdf/JCS2017_ito_h.pdf（2019.1.22参照）

2．予防的抗菌薬投与と皮膚消毒

● 予防的抗菌薬 🔍 は，術野の汚染菌に活性を有する抗菌薬を選択します．皮膚常在菌や手術中に開放となる臓器の常在細菌が，術後感染予防薬の標的となります．

エビデンス3

● 皮膚消毒にはアルコール製剤，ポピドンヨード製剤，クロルヘキシジン製剤などの生体消毒薬が使用されています．持続的な抗菌効果をもち血液・血清蛋白によって不活性化されないクロルヘキシジン製剤と，殺菌効果が高く速効性がある**アルコール製剤を含有した消毒薬** 🔍 が有効とされています．ポピドンヨード製剤は着色により消毒範囲が明らかな点，皮膚に付着しているかぎり静菌作用がある点が利点です．

臨床知2

エビデンス3

予防的抗菌薬の投与

手術部位感染の原因は術中汚染です．そのため『術後感染予防抗菌薬適正使用のための実践ガイドライン2016』[12]では，手術開始時に十分な殺菌作用を示す血中濃度，組織中濃度が必要であり，切開の1時間前以内に投与を開始するとされて

[12] 日本化学療法学会／日本外科感染症学会 術後感染予防抗菌薬適正使用に関するガイドライン作成委員会 編：術後感染予防抗菌薬適正使用のための実践ガイドライン2016 http://www.chemotherapy.or.jp/guideline/jyutsugo_shiyou_jissen.pdf（2019.2.2参照）

います（強い推奨）．軟部組織への移行がすみやかな第1世代または第2世代セフェム系抗菌薬が選択されることが多いです．バンコマイシンとフルオロキノロン系薬は2時間前以内に投与を開始します（中等度の推奨）．2時間前以内の投与の場合は病棟で投与するため，β-ラクタム系薬剤へのアレルギーをもつ患者は，術前から病棟看護師と情報共有しておくことが重要です．

臨床知 2　電気メス使用時は引火に注意

アルコール製剤で消毒する際は，電気メスによる引火に注意が必要です．ドレープの下に消毒剤の液だまりがある状態や，消毒剤が十分乾燥していない状態で電気メスを使用すると，気化したアルコールに引火する可能性があります[13]．消毒剤が十分に乾燥していることを確認することや，液だまりができないように身体の下にオムツなどを挿入しドレーピング前に引き抜くといった方法が有効です．当院では，消毒前にオムツを挿入し液だまりを予防するだけでなく，消毒剤による化学熱傷も予防しています．

[13] 医薬品医療機器総合機構：PMDA医療安全情報，電気メスの取扱い時の注意について（その2）
https://www.pmda.go.jp/files/000204350.pdf（2019.2.5参照）

3．短時間作用型の麻酔薬/麻薬

- 長時間作用型の麻酔薬/麻薬は，術後に薬物残存による覚醒不良や呼吸抑制を生じる可能性があります．そのため，短時間作用型の鎮痛薬，鎮静薬，筋弛緩薬を組み合わせたバランス麻酔や局所麻酔の併用により，薬物残存による影響を軽減させます．

4．術後悪心・嘔吐の対策

- 術後悪心・嘔吐は術後患者全体の30％に発症し，リカバリー時間，入院期間を延長させる可能性があります．そのため，リスク因子に応じて複数の予防処置や治療が推奨されています．術中に局所麻酔を併用し麻薬の使用量を減少することや，全身麻酔の導入・維持にプロポフォールを使用することなど，さまざまな方法があります．

5．小切開創・低侵襲手術

- 低侵襲の鏡視下手術は高侵襲の開胸・開腹手術と比較すると，炎症反応やストレス反応，術後の創部痛を軽減できます．術後の合併症が少なく，入院期間も短縮できます．

6．術後に胃管留置の廃止

- 予防的に胃管をルーチンで留置することにより，肺炎を惹起する

可能性や経口摂取が遅れる可能性があります．そのため，必要な症例以外は手術室で胃管を抜去します．

7. 術中低体温の予防

- 術中低体温は，薬物代謝遅延による麻酔覚醒遅延，免疫機能低下による術後感染率の上昇など，さまざまな合併症をひき起こす可能性があります．そのため，温風式加温装置や室温調整などにより，積極的に体温低下を予防します．

臨床知3

臨床知3　手術中の低体温の予防

日本手術看護学会推奨の「手術中の低体温の予防」[14]では，麻酔開始前から被覆材料，患者加温装置などを用いて積極的に保温・加温を実施することが推奨されています．自律性体温調節の中枢温への依存率は約80％，皮膚温への依存率は約20％であるため，麻酔開始前から患者の皮膚温を保温・加温することは，低体温の予防に効果があります．手術室へ出棟する前に上着を羽織ることや，入室前から室温を調節すること，手術ベッド・リネンを温めておくことなど，術前から介入できることも多くあります[15]．

[14] 日本手術看護学会：[手術看護手順] 手術中の低体温の予防 http://www.jona.gr.jp/tpics/member/05.pdf（2019.2.5参照）

[15] 赤田　隆：体温管理の重要ポイント．"オペナーシング2010年秋季増刊「困った！」「わからない！」現場の疑問を徹底サポート　手術・麻酔の看護Q&A103"丸山一男 他編．メディカ出版，pp143-5, 2010

8. 輸液管理

- 術前推奨項目の「必要最低限の消化管前処置」「術前の絶飲食期間の短縮/炭水化物摂取を推奨」により，脱水を予防します．また，過剰な水・ナトリウム負荷を回避し腸管浮腫を予防します．これらの対策を考慮し適正な輸液量で管理することにより，術後の消化管機能の回復を促進させます．

術　後

1. 不要なドレーンの排除，膀胱留置カテーテル使用期間の短縮

- ドレーンは術後出血や縫合不全の早期発見などのために留置され，膀胱留置カテーテルは術中・術後管理のために留置されます．しかし，刺入部痛や動きにくさにより離床を妨げる可能性があります．目的や離床状況を考慮し，ドレーン・膀胱留置カテーテルの留置や期間を決定します．

2. 消化管蠕動運動の促進

- 術後早期に経口摂取を開始することが，消化管の蠕動運動をもっとも亢進させます．そのためには，術後悪心・嘔吐や術後鎮痛などの対策が重要です．

3. 術後鎮痛

- 術式に応じて硬膜外麻酔や末梢神経ブロック，鎮痛薬投与などを組み合わせ，多角的に鎮痛管理することが重要です．術後鎮痛により早期離床および早期経口摂取をめざします．

4. 栄養管理/血糖管理

- 経口摂取により腸管内に栄養素を投与することで，免疫機能の維持や消化管蠕動運動の促進を図ります．また，適正量のエネルギーを投与し，インスリン抵抗性と高血糖を避けます．術後の高血糖は，創傷治癒遅延や手術部位感染などの合併症をまねく可能性があります．

5. 早期離床促進プログラム策定

- 術後鎮痛管理を行い，手術当日は2時間，翌日以降は6時間以上の離床が推奨されています．早期離床により筋力低下，静脈血栓塞栓などの合併症を予防します．

6. 退院基準の明確化，退院後フォローアップケアの促進，コンプライアンス/アウトカム調査

- 内服薬で痛みのコントロールが図れている，経口摂取が可能であるなど，あらかじめ退院条件を患者・医療者ともに共有することで，退院基準が明確になります．また，退院後も患者と接触することで，栄養指導やリハビリテーションなどのフォローアップケアを図ります．患者の周術期の経過を振り返り，評価・改善につなげます．

おわりに

- ERAS®は，医療環境が異なる欧州におけるプロトコルのため，日本の医療制度や自施設の医療体制に応じてプロトコルを導入することが必要です．しかし，1つだけで術後回復を促進できない推奨項目も多くあるため注意が必要です．術前，術中，術後の推奨項目がそれぞれ関連しており，多角的にプロトコルを実践することで術後回復が促進されます．患者の術後回復能力を最大限にひき出すことができるよう，周術期を通して医療チームで連携することが重要です．

編集委員からの一口アドバイス

ERAS®の目的は，患者個人レベルにおいては，①手術侵襲過剰反応の軽減，②手術合併症の予防（安全性の向上），③術後の回復促進の3要素を達成し，本文にもあったようにその結果として在院日数の最小化と早期の社会復帰を実現することです．また，社会経済においては，患者の安全を損なうことなく医療費の削減を達成することが総合的目的です．

歴史的にみると，このような周術期の集学的リハビリテーションプログラム作成の試みは1990年代後半から開始されており，その有用性が報告されています．

いずれにせよ，その本質は手術を受ける患者にとってもっとも良いことは何かを表現しているのであって，また，それは外科医だけによるものでもなく，あるいは麻酔科医による全身管理だけによるものではなく，患者に関わるすべての専門家がチーム医療として参画して成しえることによって，患者に質の高い周術期医療を提供することです．

Ⅰ．総　論

手術を受ける患者の心理的特徴

～患者の心がわかればケアが変わる!! その「おまかせ」は患者の本心ですか？～

聖路加国際病院 手術室　　　　（さいとうゆみこ）
（手術看護認定看護師）　**齋藤佑美子**

エビデンス＆臨床知

エビデンス

☑ 患者が術前に抱く不安は，漠然とした場合が多い．

☑ 患者の「おまかせ」の心理は，「あきらめて任せる」ものと，「信頼して任せる」ものの2パターンが考えられる．

臨床知

☑ 手術を受ける患者の心理は，感じ方や表出の仕方に個人差があるため，先入観をもたず，患者が感じているありのままをとらえることが重要である．

☑ 患者には「おまかせ」する権利も，「おまかせ」しない権利もある．

☑ 患者を支える，見守る，配慮するということだけではなく，実際に言葉や行動に表し，積極的に支援していくことが重要である．

はじめに

● 周術期看護において，患者を理解することはもっとも重要な過程です．「周術期看護（perioperative nursing）」とは，「手術療法を選択した患者が，術前・術中・術後を経て退院するまでの一連のプロセスにかかわる看護」のことです[1]．しかし，実際には「手術という治療が選択肢に入ってきた時」から介入していくことになります．

● 周術期看護では，患者が安心して手術を受けられるようにする必要があります．そのためには患者の身体面での準備を行うとともに，患者やご家族の心理を理解し，個別性のある的確なかかわりを術前・術中・術後を通して行う必要があります[2]．

● 手術を受ける患者やご家族は，手術という治療を選択するにあたり，まさにさまざまな認識を抱きます．その認識を理解することが，その後のケアをより充実したものにしていくと考えます．

[1] 竹内登美子 他：入院前に必要な外来における看護．"周手術期看護 1　外来/病棟における術前看護" 竹内登美子 編．医歯薬出版, p1, 2000

[2] 土藏愛子：手術を受ける患者・家族の理解のために．"こころに寄り添う手術看護 周術期患者・家族の心理とケア" 土藏愛子 他編．医歯薬出版, pp1-4, 2014

著者プロフィール（齋藤佑美子）

2004 年 看護師免許取得，獨協医科大学越谷病院（現 埼玉医療センター）中央手術部に勤務
2011 年 東京女子医科大学看護学部認定看護師教育課程修了，手術看護認定看護師取得
2016 年より現職
常に「患者さんファースト」を忘れないようにしています!! このことを後輩たちにも伝えるよう心がけています．

- 患者は思いを抱き，不安や心配をもちながらもなぜ手術を受けるのでしょうか．この項では，手術を受ける患者の心理的特徴についてみていきます．

「不安」とは

- 手術を受ける患者の看護診断や看護問題として，必ずといっていいほど挙がるのが「不安」です．
- 「手術」というと，人は誰しも「痛み」を連想するのではないでしょうか．手術は，人の身体に唯一医行為として合法的にメスが入るものです．患者にとって，「自分の身体にメスが入る」＝「強烈な痛みがともなう」というイメージを与え，直感的に恐怖心を呼び起こしてしまいます．
- 全身麻酔は意識の消失をもたらしますので，自分の意識を自分のコントロール下におけないということも，患者の不安要因となります．
- 不安とは対象が漠然として特定できない場合の感情であり，心配・恐怖はその対象が特定できる場合といわれています[3]．
- 手術に関する不安や心配といった感情として，おもに，表1のようなものが挙げられます[3]．

[3] 数間恵子 他：手術患者の期待と不安．"手術患者のQOLと看護" 数間恵子 他編．医学書院，pp3-13, 1999

表1　手術に対する患者の不安/心配

手術の成功に対する不安	手術の大きさに対する不安
麻酔に対する不安	痛みに対する不安
術後の状態・経過に対する不安/心配	傷跡に対する不安/心配
生活への影響に対する不安/心配	偶発事故に対する不安

（文献[3]より引用）

エビデンス1

患者は漠然とした不安をもっている

手術を受ける患者は誰しも不安を抱くと考えられます．しかし，具体的に麻酔の心配をしていたのは7％に過ぎず，60％が漠然とした不安を，そのうち1/3が不安の原因を指摘できなかったという報告があります[4]．このように，患者本人でさえ明確に不安を表現するのは難しいといえます．私たち看護師が，明確に患者の不安の原因や大きさを評価し判断するのも，非常に難しいアセスメントであると考えられます．

[4] 水口公信：麻酔科医がかかわる手術患者の不安．オペナーシング 9(5)：376-81, 1994
（エビデンスレベルⅢ）

手術に対する患者の期待

- 手術に対する直感的な恐怖心や不安を超えて，患者に手術を決断

させるものは何なのでしょうか.
- 一つには，手術によってしか現在の生命の危機を回避できない，あるいは現在の苦痛から逃れられないという場合があります（**手術の絶対的適応**）.
- 保存的，内科的な治療法も可能であるが，症状が生活上の支障になっており，手術によってその支障を改善・解消したいという場合もあります（**手術の相対的適応**）.
- 以下のような場合もあります[3].

> ①身体部分の欠損や形態異常などで，生命の危険とは関係ないが，生活上の支障を改善したい
> ②先天性の異常や外傷などによる機能・形態上の問題およびそれにともなう支障を改善したい
> ③今は問題ないが，将来の生命への危険に対し，予防的にあるいは早期に手術を受けることによってその危険を回避（あるいは低下）したい

- このように，患者が手術を受ける決断をする根底には，不安だけでなく，「手術によって生命の危機を避けたい」，「症状の苦痛や煩わしさから逃れたい」という気持ち，つまり「期待」があると考えられます.

期待と不安に関連する要因

- 実際に患者が抱く感情は決して一様ではなく，さまざまであり，その程度にも非常に相違があります．患者への理解を深めるうえで，個別性を重視しながらアセスメントすることが重要となります.
- 患者の期待と不安に関連する要因として，表2 のようなものが挙げられます[3].
- これらも患者の個別性として反映され，アセスメントする際の情報の一つとなります.
- 手術に対して患者が抱く期待と不安の内容や程度は，それぞれ経過にともなって変化します．経過にともなう感情の変化は，手術に対する情報の増加とも関連します.
- 一般に待機手術（予定手術）では，医療従事者から提供されたり，

手術を受ける患者自身にかぎらず，患者の家族も，身内が手術を受けることに対して不安を抱いていることを忘れてはなりません．手術そのものに対する恐れもあるでしょうし，術後の状態・予後・生活に関して，順調な手術経過と順調な回復を願うのと同時に，得体のしれない大いなる不安を抱いているはずです．
手術が必要であると告げられた患者は，漠然としているけれどとてつもなく大きな戸惑いと，生命が脅かされるかもしれないという恐怖と不安，社会的・経済的な面についての心配など，多くの事柄について，これまで経験したことのない感情にさらされていることは明白です．このような患者の心理的状況を理解しケアすることは看護師の役割です．患者にとって難しい病気や手術についての知識をわかりやすく説明し，患者自身が納得できての同意を得られること，また可能なら患者が治療方法を決定できるための支援をします．そのうえで，それぞれの状況に相応した看護ケアを提供することが肝要です．

表2 期待と不安に関連する要因

①手術の目的
②手術の緊急度
③手術対象となる臓器・器官
④手術対象の基礎疾患・異常の性質
⑤患者の価値体系（生活背景・文化背景）
⑥過去の手術経験
⑦発達段階の相違

インターネットや書籍などから自分で探したりして情報が増加していきます．それにともなって期待と不安の程度も揺れ動き，患者が手術を受けることを決断するのは，手術に対する期待が不安/心配を上回った時点であると考えられます[3]．もちろん，手術を受けることを決断したあとも，情報の増加や，時間の経過（手術日が近づくなど）にともなって不安の程度が大きくなったり，具体的な心配の内容が変化したりします．

エビデンス2

不安は入院時にもっとも高くなるといわれている

患者の不安は表2①〜⑦のような内容によって異なることも多く，一様ではありません．しかし，不安は入院時にもっとも高く，経過にしたがって低下していくといわれています[5]．

[5] 岡本佐智子：手術患者の心理に関する看護研究の動向— 1983〜2009年—．埼玉県大紀 12：7-15, 2010
（エビデンスレベルⅢ）

臨床知1 不安を表出しない患者もいるという事実

岡本は，「手術患者の心理は感じ方や表出の仕方に個人差があることから，先入観を持たず，患者が感じている主観的な感じ方をとらえることが重要であると考える」と述べています[5]．

患者の思いを知ることはとても重要です．患者の不安や言葉に寄り添いながらも，無理に表出させようとしたり，聞き出そうとしたりせず，患者の「ありのまま」を受け入れるような関わりも必要です．患者は何が不安なのかわからないのかもしれません．不安を表出したくないのかもしれません．もちろん，誰かに話したいのかもしれません．患者がしてほしいことは何か，私たち看護師がすべきことは何か，看護師自身の知識や技術だけでなく，感受性を高めることや感性を磨くこともとても重要であると筆者は考えています．

「おまかせ」の心理

- 長年，日本には，いわゆる「おまかせ」医療が定着してきました．医師への全面委託ともとれるこの「おまかせ」は，直面している事態をコントロールすることは手にあまると感じた患者によるコーピングの一つと考えられます．意識的あるいは無意識的に，無知，無力，弱者を装うことで，医師の責任感と最もよい結果を引き出そうとする，日本人に培われてきた伝統的な知恵ともいわれています[6]．

- 「おまかせ」により，患者は医師との一体感を求め，医師もまた

[6] 井上智子 他：インフォームド・コンセント概観と我が国における諸問題．千葉大看紀 13：1-8, 1991

任されることに心地よさを感じますが，患者としては，医師があたかも家族のように患者の治療や予後に全責任を負うことを期待します[7]．
- 価値観が多様化し，医療情報が氾濫する昨今，疾病との向き合い方は本当に人それぞれです．近年では，インフォームド・コンセントの意識の高まりとともに，単なる手術の諾否ではない治療への主体的な患者参加が望まれています．単なる「同意」ではなく，手術の危険度，手術による利益・不利益，代替医療の可能性などを踏まえた患者による治療法の「選択」です．
- このような経緯から，医療の場における「意思決定」という，それまでの日本人にはきわめて不慣れな課題に挑戦しなくてはならなくなりました．私たち看護師も，患者の意思決定を支える看護をしていくことが重要となります．

[7] 数間恵子 他：手術患者の意思決定．"手術患者のQOLと看護"数間恵子 他編．医学書院, pp14-24, 1999

エビデンス3

「おまかせ」には2つのパターンがあります

「おまかせ」の具体的内容として，「腹をくくっている」「後は任せるしかない」という，あきらめて任せるものと，「医師や看護師を信頼して任せる」という信頼して任せるものの2つに大別されたという報告があります[8]．
「おまかせ」から他のコーピングに変化したり，他のコーピングから「おまかせ」に変化したりと，患者の気持ちは常に揺れ動きます．患者の気持ちの変化に気づけるような関わりが必要です．

[8] 水原 緑 他：全身麻酔下で手術を受ける患者の術前のストレス対処パターンと，患者背景要因との関係．岡山大保健紀 11：49-57, 2001
（エビデンスレベルⅢ）

臨床知2　その「おまかせ」は本当に患者が望んでいるのか？

「おまかせ」と一言でいっても，これもまた一様ではないと筆者は考えています．
患者とお会いし，お話したときに，この患者は本当に「おまかせ」を望んでいるのだろうかと考えるようにしています．
決して「おまかせ」にしてはならない，ということではありません．患者には「おまかせ」にする権利も，「おまかせ」にしない権利もあると筆者は考えています．
患者から「おまかせします」や，「まな板の上の鯉だから……」などといわれたとき，その言葉の裏にある患者の「心」に耳を傾けてみてください．
患者は，「おまかせ」という選択肢しかないと思っているのかもしれません．

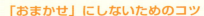

臨床知3　「おまかせ」にしないためのコツ

患者は，「何を」おまかせします，といっているのでしょうか．

これもまた個人差はありますが，筆者の経験上，「手術そのもの」をおまかせします，という意味合いでおっしゃられる患者が多いと感じます．「任せるしかない」と感じていらっしゃる患者も非常に多いですので，すべてを「おまかせ」にしなくてもよいと伝えることも一つの方法です．

筆者は手術室勤務ですが，手術室での例でいえば，術前訪問時に「好きな音楽はなんですか？　好きな音楽をかけられますよ」と伝えておき，患者がリラックスできる環境を整えることも一つだと思います．寒がりの患者であれば，お部屋やベッドをいつもより温めておくこともできます．施設のルールなどにもよりますが，子どもだったら，好きなおもちゃを持ち込めることなどを伝えておくという方法もあります．ご両親から「持っていっていいのですか？」と驚かれることも多いです．

些細なことかもしれませんが，患者自身に「選択する」という機会を与えるということはとても重要なことだと思います．何から何まで「おまかせ」にしなくてもよい，自分の意思を伝えたり，自分自身で選択したりできることもあるのだと知ることができたら，患者自身が治療や看護へ参加できることも増えていくのではないかと考えています．

もちろん，患者自身が本当に「おまかせ」を望んでいるのだとしたら，患者のその思いを尊重し，支援するということも必要です．患者を支える，見守る，配慮するということだけではなく，実際に言葉や行動に表し，積極的に支援していくことが重要です．常に，患者に寄り添う姿勢と態度を忘れず，患者を支援していきましょう．

おわりに

- 筆者がまだ新人看護師だったころ，ある先輩ナースから「自分の家族が手術を受けるとしたらどう思う？　患者も自分の家族だと思って接してほしいの」といわれました．もし自分が，今日担当した患者の家族だったら……？　自分は「この人に看護してもらってよかった」と心から思えるだろうか，といつも考えるようにしています．
- 筆者は手術を受けた経験がないので，「自分だったら……」と考えてイメージするにも限界があるのですが，「もしこの患者が自分の家族だったら，医療者にどうしてほしいか」と考えると，自ずと自分自身がすべきことが見えてくる気がしています．
- あの頃からずっとこれが私の座右の銘です．

I. 総論

周術期口腔管理
~歯科スタッフがいなくても大丈夫, もっと口腔を観察しよう~

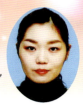

杏林大学医学部付属病院
耳鼻咽喉科・顎口腔外科（歯科衛生士） 加賀 あかり（写真）
同（講師, 歯科医師） 池田 哲也

エビデンス & 臨床知

エビデンス
- ☑ 口腔環境を整えることで, 誤嚥性肺炎による死亡率を減少させることになる.
- ☑ 歯肉を刺激することで唾液分泌が促進される.
- ☑ 漿液性の唾液分泌を促すことは副交感神経を刺激することとなり, 腸管の蠕動運動や排便を促すことにつながる.

臨床知
- ☑ 経口摂取がいちばんの口腔ケア.
- ☑ 全身麻酔下で手術を受ける方のなかに何年も歯科を受診されていない方, すなわち術前から口腔を評価し介入しなければならない患者が少なからず存在する.
- ☑ 術前術後の口腔管理を行うことで術後の合併症が減少し, 広域スペクトル抗菌薬の使用量が減少, 在院日数の減少につながることが示唆されている.
- ☑ 術前口腔評価を行った小児に3本以上の未処置齲歯が存在した場合, 育児放棄を疑わなければならない.

はじめに

- 1990年代後半から, **口腔衛生状態を改善, 維持することで全身状態の改善に寄与する, という報告**が多くみられるようになりました. 本稿では, 手術を受けられる方の周術期口腔管理に焦点を当て解説します. 　　エビデンス1

- まず重要な点は, 術前と術後では口腔の環境がまったく異なるということです. とくに, 手術前日までは経口摂取をされ, なんの介助もなく日常生活を送っていた方は, 口腔に異常所見はありません（図1 のようなご自身での口腔清掃が不良な方は除きます）. しかし, 術後は口腔乾燥 図2 をはじめ, 口腔粘膜炎, 舌苔の堆積など, さまざまな症状がみられます.

筆頭著者プロフィール（加賀あかり）
2016年 東京医科歯科大学 歯学部 口腔保健衛生学科卒業
2016年より 杏林大学医学部付属病院 耳鼻咽喉科・顎口腔外科 歯科衛生士
お問い合わせ：池田哲也 杏林大学付属病院 耳鼻咽喉科・顎口腔外科 歯科医師 t-ikeda@ks.kyorin-u.ac.jp

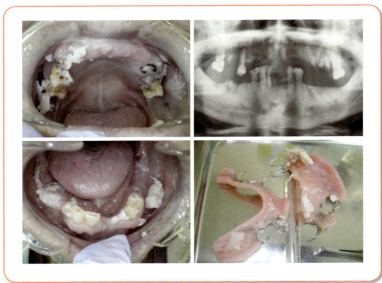

図1 82歳 男性 感染性心内膜炎のための僧帽弁置換術前

術前口腔評価で拝見したところ、摂食から3時間以上経過しているにもかかわらず、食渣が停滞している。また、抜歯の適応と考えられる歯根が多数存在していた。口腔環境と感染性心内膜炎との関連も示唆される症例であった。ADLが自立している方でも、このような劣悪な口腔衛生状態の方が存在する。

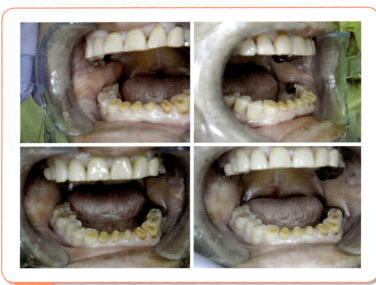

図2 胃癌 部分切除 POD2 飲水なし

歯の咬耗が著明であるため、常に緊張感の高い日常生活を過ごしていることが推察される。このような方は術後に著しい口腔乾燥がひき起こされる。ここで注意しなければならない点は、保湿ゲルは決して使用しないことである。乾燥した口腔に保湿ゲルを塗布するとそのまま固まり、その固形物が気道を塞ぐ可能性がある。

> **臨床知 1　経口摂取がいちばんの口腔ケア**
>
> 術後数日経過してから経口摂取が再開されるような術式や疾患の場合，とくに著明な口腔乾燥がみられます．また，離床が遅ければ，さらに口腔乾燥が増悪します．消化器系の手術のみならずPONV（術後嘔気嘔吐）で経口摂取再開が遅れた場合も，同様にして口腔の環境は悪化します．すなわち，経口摂取がいちばんの口腔ケアです．口腔から食物を摂取するという当たり前の行為が奪われてしまうのが，全身麻酔の周術期なのです．

● 生体にとって本来の姿とはかけ離れた期間（絶飲食期間）をいかに短縮させるかが，周術期において重要と考えます．われわれは，このような観点から周術期の口腔管理を行っております．本稿では術前から術後まで，経口摂取を再開し，口腔がもつ本来の状態に回復するまでの介入方法について解説いたします．

エビデンス 1

口腔環境は全身状態を反映する

口腔環境が悪い方に全身状態の悪い方が多く存在するということについては，以前より報告[1]がありました．Simonsらの研究では，重度の認知症を患っている施設入所の患者について，義歯の清掃状態や残存歯の有無，齲歯の存在などの口腔環境を評価した結果，認知症の方々には口腔環境が悪い方々が多く存在していました[2]．その後，Yoneyamaらが，口腔環境を歯科スタッフが整えることで誤嚥性肺炎による死亡率の低下を示したと報告し[3][4]，爆発的に口腔ケアの認知度が上がりました．しかし，これらの報告がマスコミや一般紙でも取り上げられ，またそのインパクトが大きかったがゆえに，口腔ケアという言葉が独り歩きしてしまった感が否めません．口腔ケアはさまざまな場面で行われます．それは悪性腫瘍の手術前と後，抗がん剤治療中や造血幹細胞移植の口腔有害事象に対して，または高齢者などの誤嚥性肺炎を予防するために行われます．それぞれの場面での口腔ケアの意味合いも方法も異なります．しかし口腔ケアという言葉が大きくなりすぎたがために，一般的には（なかには医療従事者のあいだでも）どれも同じ「口腔ケア」ととらえられがちです．それらは明確に区別する必要があると考えます．誤嚥性肺炎，抗がん剤治療や骨代謝抑制剤を投与されている患者などの口腔評価は他稿に譲るとし，本稿では手術に関する周術期口腔管理について解説いたします．

[1] Limeback H : Implications of oral infections on systemic diseases in the institutionalized elderly with a special focus on pneumonia. Ann Periodontol 3 : 262-75, 1998
（エビデンスレベルI）

[2] Simons D et al : Oral health of elderly occupants in residential homes. Lancet 353 : 1761, 1999

[3] Yoneyama T et al : Oral care and pneumonia. Oral Care Working Group. Lancet 354 : 515, 1999
（エビデンスレベルIV）

[4] Yoneyama T et al : Oral Care Reduces Pneumonia in Older Patients in Nursing Homes. J Am Geriatr Soc 50 : 430-3, 2002
（エビデンスレベルII）

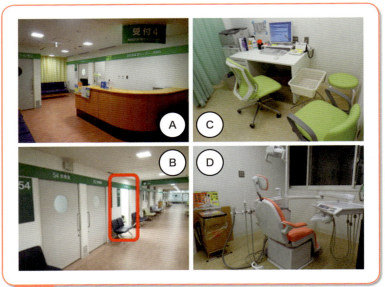

図3 周術期管理センター
A：受付，B：口腔評価ブース入口（赤枠），C：口腔評価用ブース，D：口腔評価用ブース奥に設置された歯科ユニット．
周術期管理センター内に設置された歯科ユニットで口腔環境の改善が必要な場合，ただちに口腔清掃処置を行うことが可能である．

周術期管理センターでの術前口腔評価と口腔管理方法

- 当院では緊急を除く手術患者は，すべて周術期管理センターを受診していただく取り決めとなっています．その際に，歯科スタッフによる口腔評価をすべての患者で行っています．周術期管理センターでの患者の流れは次のとおりです．

> 看護師による問診→常用している薬剤の確認→全身麻酔と口腔管理についての説明用DVDの視聴→麻酔科医師による麻酔方法やそのリスクの説明を行う

- そして，最後に歯科スタッフによる口腔の評価と術前術後に行っていただく清掃方法や口腔粘膜刺激などについて指導しています．
- 表1に具体的な口腔評価について示します．当センターで評価している項目は，おもに4項目です．とくに1と2を重要視しています．動揺歯の有無は，言わずもがな喉頭展開時の操作で脱落するか否かを基準に評価しています．喉頭展開時に脱落する危険性がある動揺が著明な歯は，ご本人と相談して術前に抜歯を行わせていただきます．次に2の口腔衛生状態ですが，基本的には極力，かかりつけの歯科で術前までに専門的な口腔清掃を受けていただくようお願いしています．歯や口腔の状態は，かかりつけ歯科がもっとも多くの情報をもっているからです．

表1　当院での口腔衛生管理において評価している項目

1. 動揺歯の有無
なし：動揺歯なし
あり：著明な動揺および気管挿管時に脱落する可能性がある歯がみとめられる
2. 口腔衛生状態の評価
良い：良好な衛生状態（下顎前歯舌側歯肉辺縁のみの歯石沈着はこちら）
悪い：多量な歯石沈着および抜歯が必要な残根の存在
3. 口腔乾燥状態
ない：舌に潤いがある
ある：舌が乾き，顎下腺圧迫で唾液の分泌をみとめない，またはどちらか一方
4. 舌の歯列圧痕，頬粘膜の白線について
なし：無
あり：有

上記の4項目のみであるが，厳密には上記1および2の2項目で十分評価する意義があると考える．とくに歯科スタッフがいない病院では，後述する図4のような状態を見過ごさなければ十分に術後合併症減少などの効果が得られると思われる．4は図5で示されるような粘膜の状態について評価している．

臨床知 2　かかりつけ歯科がない患者への対応

患者のなかには，さまざまな理由で歯科受診されない方，かかりつけ歯科がない方がいらっしゃいます．そういった場合で，歯肉より排膿をみとめる場合や著しい動揺歯がある場合は，当院でも抜歯を行っています．手術まで十分な時間がない場合もあるので，できるだけ手術より2週間以上前に当センターを受診していただくよう，主科にお願いしています．**図4**のような多量な歯石沈着をみとめる場合は，早急に歯石除去が必要です．歯石除去を行う

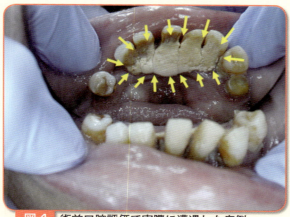

図4　術前口腔評価で実際に遭遇した症例（ミラー像）

多量の歯石（矢印）が下顎前歯部に沈着している．これらは容易に脱落するので，喉頭展開時に麻酔科医が咽頭に押し込む可能性があり，術前に除去が必要である．

ことで歯の固定が解除され，一見動揺していない歯であったものが著明な動揺を示すことがあります．すべての患者を評価することで，このような20年以上歯科を受診していない方に遭遇することも当センターの特徴です．

● 当センターでは歯磨剤（いわゆる歯磨き粉）や，クロルヘキシジンなどの消毒薬の使用は推奨しておりません．口腔粘膜への刺激は極力避けるべきであると考えているからです．とくに，術後の唾液分泌低下や末梢循環不全による粘膜の抵抗性が低下している状態での薬剤の使用は，粘膜への為害作用[1]が強く出てしまうからです．同様な理由で舌ブラシも使用しません．

● また，術後に抜管されずに集中治療室に入室されるような方，すなわち，ご自身で口腔清掃が行えない方の口腔を生理食塩水や蒸留水で洗浄することも行っておりません．術後の口腔衛生処置は，消毒薬の含まれていない，かつ刺激の少ない口腔保湿剤を噴霧すること，綿棒を保湿剤で湿らせて清拭する程度の湿潤具合で行っております．これらに加え，推奨歯ブラシで差し込むように（後述図6）微振動させ汚染物を浮かせ，ペーパータオルやガーゼで回収しています．

[1] 粘膜への為害作用：
術後の口腔粘膜は低タンパク，末梢循環不全や唾液分泌低下により脆弱な状態に陥っているため，消毒薬や歯磨剤は刺激物となり粘膜炎を惹起，または悪化させやすい．

われわれは自律神経によって制御されている!?

● 朝になると目が覚め，夜になると眠くなる．おなかが減る，食事を摂る，唾液が出る，この一見当たり前の営みが自律神経の支配によります．われわれは，この自律神経によって生かされているといっても過言ではないわけです．表1の術前評価項目の3と4ですが，図5 で示しますように舌や頬粘膜に強い圧痕がみとめられる方がいます．このような方は常に舌や頬粘膜を歯に押し付けてしまっているわけですから，全身的な過緊張が推察されます．これらより，日常的に交感神経が優位となっていることが示され，唾液分泌も低下し粘稠な唾液分泌が中心となります 表2．すなわち術前から顕著な交感神経優位となっている方は唾液も粘稠で乾燥しやすい状態であると思われます．そこで，術前から歯ブラシによる口腔粘膜刺激 図6 をご自身で行っていただくことを指導しております．

歯肉と頬粘膜への刺激

毛先の細い当科の推奨歯ブラシで，歯肉ポケットと歯間部に差し込むように刺激すること，頬粘膜をストレッチするように刺激することで，あたかも摂食しているような状況を人為的に創り出すことを目的としています．術直前と術後にこのような刺激を行っていただくことで唾液分泌が促進されます．それは副交感神経を刺激することにつながり，胃や腸管の刺激にもなると考えています（表2）[5][6]．

[5] 鈴木郁子 編著："やさしい自律神経生理学"．中外医学社，2015

[6] 佐藤昭夫 他："自律機能生理学"．金芳堂，1995

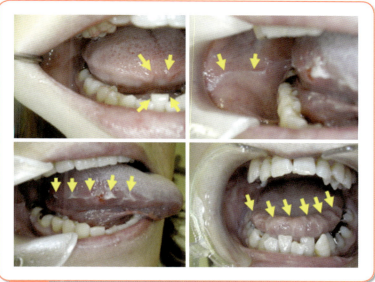

図5 日常的に常に舌や頬粘膜を歯に押し付けていることが推察される口腔

このような症例では日頃，交感神経が優位となっていることが考えられるため，唾液の分泌も低下していることが示唆される．

表2 交感神経遠心路と副交感神経遠心路の働き

効果器	交感神経	副交感神経
唾液腺	分泌抑制	分泌促進
胃や腸管	平滑筋弛緩	平滑筋収縮
膵臓	インシュリン分泌抑制	インシュリン分泌促進
肛門	括約筋収縮	括約筋弛緩

（文献5 6を参照して作成）

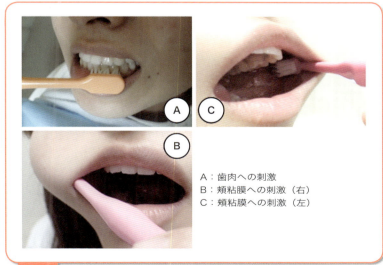

A：歯肉への刺激
B：頬粘膜への刺激（右）
C：頬粘膜への刺激（左）

図6 唾液分泌を促進させるための歯肉と頬粘膜の刺激

とくに術直前と術後の絶食期間にこの刺激を行っていただくことで，唾液分泌の促進など副交感神経の刺激にもなると考えている．

- 全身麻酔や外科的な侵襲により，生体は交感神経優位な状態となります．しかし，その程度は術式や個体によってさまざまです．そこでこれらの粘膜の圧痕や乾燥状態を術前に診ることで，その患者が交感神経優位であるか否かある程度予想がつくと考えています．仮に図5のような交感神経が優位であった場合，術後の胃や腸管の蠕動が戻りにくいことが予想されるのではないでしょうか．このような，交感神経が優位な方で，侵襲の高い手術を受け，術後の絶食期間が長く，離床が遅れた場合は，さらに回復に時間がかかると思われます．このような方は，術後もしっかりと保湿と口腔粘膜刺激を行っていただくことが重要となります．
- 歯ブラシによる口腔粘膜刺激は，仰臥位でも上肢を動かすことができればご自身でも行うことは可能です．当院では術後1日めから保湿時の噴霧と口腔粘膜刺激を行うよう，歯科スタッフが訪室して指導しています．

臨床知 3　当院における口腔管理介入前後での比較

術前から口腔管理を行った結果，多くの診療科で術後の在院日数が減少しました．しかし，これらの結果は口腔衛生管理が寄与しているのか否かさらに分析，検討する必要があります．また，口腔管理介入前と後では，広域スペクトルの抗菌薬の使用件数が減少しています 表3．この結果も術後の在院日数同様，すべてが口腔管理の効果であるとは一概にはいえません．しかし，耐性菌対策の面からも，医療経済面からも，また何より患者自身のため，これらの薬剤を使用する頻度が減少したということは良い結果であるといえます．口腔管理介入前の2015年と介入後の2016年では呼吸器外科，消化器外科の手術件数，術者や術式に大きな変化はなかったことも申し添えておきます．

表3　手術後の広域スペクトラム抗菌薬の使用患者数

	呼吸器外科		消化器外科	
	2015	2016	2015	2016
メロペン®	23	11	14	36
フィニバックス®	19	16	99	48
オメガシン®	0	0	5	0
合計	42 介入前	27 介入後	118 介入前	84 介入後

口腔衛生管理介入前（2015）と介入後（2016）での広域スペクトラム抗菌薬の使用患者数が減少している．

周術期口腔管理を開始することで判明した事象

- 口腔評価の依頼を主科の担当医に一任するのではなく，全身麻酔

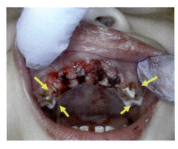
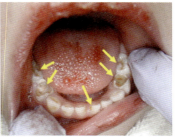

図7 3歳児の多発する齲蝕
矢印：未治療の齲蝕歯．上顎の4本の乳歯は抜歯の適応であり，口腔評価の当日に抜歯を行った．写真は抜歯直後．ただちに治療を要する齲歯が少なくとも9本みとめられた．父子家庭の男児ですでに児童相談所が介入している症例であった．

対象患者すべての口腔を漏れなく評価することで，術後合併症などの減少とは別に判明した事象があります．それは，当センターの口腔評価が 図7 のような齲蝕を多数有する小児を診察する機会となることです．

> **臨床知4**
> ### 3本以上の齲歯をみたら，育児放棄を疑う
> 近年，次ページ 図8 [7]が示すように，3歳児と12歳児の齲蝕は全国平均で1本未満と報告されています．すなわち，未処置の齲歯が小児に複数みられるということは，育児放棄（ネグレクト）が疑われることを表します．これらの多発する齲蝕を有する小児の保護者は歯科を受診させていないことは明らかです．このような小児に，周術期口腔管理を開始してから2年半で4例遭遇しました．いずれも当院のメディカルソーシャルワーカー（MSW）に対応を依頼しています．日本小児歯科学会『子ども虐待防止対応ガイドライン』[8]によると，養育者が子どもの世話をしない，とくに十分な食事をさせず，歯磨きもさせない，複数の未処置の齲歯や歯肉の腫脹があれば，それ自体がネグレクトを十分疑わせるとしています．2001年の東京都福祉局の報告によれば，被虐待児の数は1991年に比べ20倍に増加しています．さらに被虐待児の齲蝕は，6歳未満児の乳歯において一般の児の2〜3倍高く，未処置歯数は7倍であり，6歳から12歳の永久歯においても，2〜3倍高い数値を示しています．このように被虐待児は明らかに未処置歯の齲蝕が多くみられます．これらは少し古いデータですので，現在はさらに被虐待児と一般の児童との口腔健康格差は拡大しているのではないでしょうか．ネグレクトから虐待へ発展する可能性がある患児の口腔を診察する機会としても，すべての全身麻酔患者の術前口腔評価を行うことは重要だと考えています．

[7] 厚生労働省 医政局歯科保健課 歯科口腔保健推進室：う触罹患の現状（平成30年9月12日）
https://www.mhlw.go.jp/content/10801000/000358782.pdf（2019.3参照）

[8] 日本小児歯科学会「子ども虐待防止対応ガイドライン」（2009年版）
http://www.jspd.or.jp/contents/common/pdf/download/boushi_guide.pdf（2019.3参照）

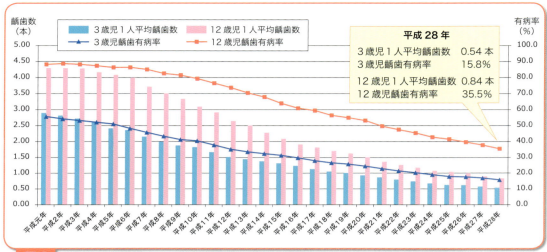

図8 3歳児，12歳児の一人平均齲歯数・齲蝕有病率の年次推移 （文献7を参照して作成）

まとめ

- すべての全身麻酔対象患者の口腔を評価することで，術前の口腔環境整備の必要がある患者の漏れを減少させることができます．さらに，術後も口腔粘膜刺激を行うことで，消化管の蠕動運動を促進させることにつながると思われます．口腔管理が必要な患者こそ，ふだん歯科受診はしていません．そのため，すべての全身麻酔を受ける方の口腔評価は必要不可欠と考えています．

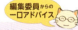

本文にも記述しているように周術期に適切な口腔ケアを行うことで誤嚥性肺炎などの術後感染の減少，化学療法中の口腔粘膜炎の軽減などによって，平均在院日数の短縮，薬剤投与量の減量など，さまざまな効果が報告されています．
周術期における口腔管理は，これまでのエビデンスから診療報酬の対象となっていますが，増加する対象患者に対応するには，歯科衛生士の数の不足と口腔ケアの知識技術の向上，技術の均てん化はまだ十分とはいえない現状もあるようです．ま た，周術期口腔ケア外来の周知が全科全医師と看護師に周知徹底されていない施設も少なくないといわれています．
周術期における口腔機能管理は，外来からの早期介入が重要であり，臨床における有益な結果をもたらすことはいうまでもありません．したがって，関係看護師は率先して周術期等口腔機能管理について周知し，活用する取り組みは論を俟たずしてやるべきことです．

コラム

チーム医療（周術期管理チーム）
~チーム間を調整するキーパーソンとしての
　　　　　　　　　手術室看護師の役割~

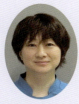

しおざわよしこ
塩沢世志子

信州大学医学部附属病院手術部
（副看護師長，手術看護認定看護師）

1995年 信州大学医学部附属病院混合外科病棟入職．整形外科，歯科口腔外科，消化器外科，移植外科，高度救命救急センター経験後，手術部配置．2010年東京女子医科大学 手術看護認定看護師教育課程修了．手術看護認定看護師資格習得

患者さんに寄り添う看護を心がけています．看護師，また多職種がお互いを尊重し，よいチームワークでチーム医療の実践を！と考えています．

はじめに

- 近年，在院日数の短縮，患者の高齢化，重症化，在宅医療の需要の高まりなど，医療・福祉・看護の状況は複雑化，多様化しています．医療の高度化，細分化も進み，今まで以上に周術期医療の安全確保，質の向上が求められています．
- 手術を受ける患者に最良の医療を提供するため，「チーム医療」が推奨され，実践されています．

チーム医療とは

- 厚生労働省『チーム医療の推進に関する検討会報告書』[1]では，チーム医療とは「医療に従事する多種多様な医療スタッフが，それぞれの高い専門性を前提に，目標と情報を共有し，業務を分担しつつもお互いに連携・補完しあい，患者の状況に的確に対応した医療を提供すること」とされています．

[1] 厚生労働省：チーム医療の推進について（チーム医療の推進に関する検討会報告書），平成22年3月19日 https://www.mhlw.go.jp/shingi/2010/03/dl/s0319-9a.pdf（2019.3参照）

当院の事例を踏まえて~チーム結成~

- 2018年当院は，包括先進医療棟が完成し，ロボット手術室，ハイブリッド手術室，スマート治療室など最新の設備を備えた手術室が増築されました．ハイブリッド手術稼働にあたり，経カテーテル的大動脈弁留置術（transcatheter aortic valve implantaion：TAVI）を導入していくことになりました①．
- 患者は，多くの合併症をもつ高齢者であることもあり，治療には専門性の高い知識，技術が必要になります．
- 新しい治療法の安全な導入にあたり，カテーテル治療専門医（おもに循環器内科医），心臓血管医，麻酔科医，心臓画像専門医，臨床工学技士，看護師（外来，病棟，ICU，手術室），放射線技師，理学療法士などその他コメディカル，事務職員など，さまざまな専門分野の職種によるハートチームが結成されました．
- 多職種から構成される専門チームで，入院から治療，リハビリ，退院まで協力して治療にあたることが必要です 図1 ．
- チームが円滑に活動するには，リーダー（主治医）がリーダーシップを発揮することが重要です．
- 手術室看護師は，診療科担当看護師（心臓血管外科担当看護師）

①これまで重症大動脈弁狭窄症（aortic valve stenosis：AS）の根治療法は，外科的に開胸しての大動脈弁置換術（aortic valve replacement：AVR）が第一選択であったが，TAVIは小さな切開からカテーテルを用いて人工弁を留置する手術方法であり，人工心肺を使用したり，心臓を止めたりすることなく治療が行われることが可能となった．低侵襲で身体の負担が少ないため，それまでAVRを断念していた患者も治療適応となった．

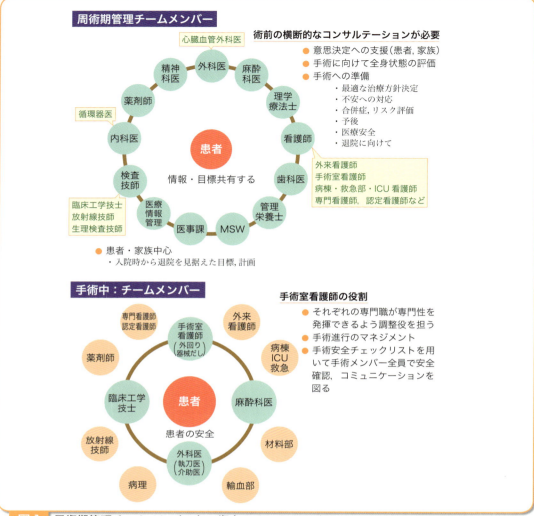

図1 周術期管理チームメンバーと，術中のチームメンバー

チームがコアメンバーとして活動します．日ごろの手術チームとしての信頼関係が構築されており，連携がスムーズとなります．中心メンバーは，手術室スタッフへ伝達，教育にあたります．
- チーム医療を行うなかで手術看護師には，多職種が連携，協働し安全な手術医療を提供するための，チーム間を調整するキーパーソンとしての役割となります．連絡，報告，相談を密に行うことが大切になります．
- 術前外来を含む周術期管理情報は，チームメンバーによって活用されることが大切です．
- カンファレンスを行い，さまざまな職種の視点から患者の治療，方向性をディスカッションすることで，患者，家族に寄り添い，安全でよりよい治療方針が決定されます．
- チームメンバーのさまざまな職種が，術前，術中，術後各時点において，適切な時期に綿密に連携を図りながら専門領域を担当することにより，専門性の高い医療が安全に実践されます 表1 ．

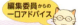

医療の進化とともに手術件数が増えていますが，患者の高齢化によって合併症など病態が複雑化しています．そこで，さまざまな問題を解決し安全に手術を行えるように，周術期診療の質の向上をめざした「周術期管理チーム」を，日本麻酔科学会は2007年より提唱し，少しずつ導入している施設が増えてきています．

表1	チーム結成から手術室看護師活動の流れ	
チーム結成	● 主治医：リーダー ● メンバー紹介 ● 他職種役割確認 ★ 統合された術前・術中・術後管理を多職種チームで実施する	● 情報交換・情報共有，それぞれの職種の視点からの意見交換 ● 他職種に必要な情報を知る ● チームワーク
事前学習	● 病態，治療，手技，合併症など ● 急変時対応など	● 知識・技術習得
他病院見学	● 配置，手順，使用機器，使用材料，システム，連携方法など，それぞれの立場・視点で見学	● 情報交換
マニュアル作成	● クリティカルパス，マニュアル ● 手順書 ● 手術室の機器，器械配置，体位設定，物品，体温管理など ● 急変時のフローチャート作成など	● 診療プロセスの標準化，効率化 ● 情報共有 ● 安全確保
器械，機材準備	● 他病院見学 ● 必要器械，材料打ち合わせ ● 器械，機材，物品材料購入 ● 必要な麻酔薬剤，術中使用薬剤準備	● 医師，他職種意見交換 ● （手術室外回り，器械だしの立場から）看護師が意見を調整 ● 報告，連絡，相談くり返し決定させる
シミュレーション	● 事前学習（知識整理） ● ブリーフィング，シミュレーションの実施，デブリーフィング（振り返り）（必要時患者参加） ● 修正→シミュレーション	● それぞれの視点から意見交換（主治医，心臓血管外科，麻酔科，看護師，ME，放射線技師） ● 安全確保
カンファレンス	● 患者紹介，術前評価，治療方針，手順，治療内容，術後評価，退院支援 ● アウトカム評価，フィードバック ● 多職種のさまざまな視点からの問題点を共有し検討，治療・看護の方向性を考える ● 入院時から退院を見据えた目標，計画（術後管理：呼吸，循環，痛み，リハビリなど）	● 情報共有 ● 継続医療，看護，連携 ● 医療の質の向上（患者・家族中心の医療へ） ● 術前診察，術後回診（麻酔科医師，手術室看護師が協働し行う）
術前診察	● 麻酔科医師，手術室看護師が協働し行う（患者評価，説明，同意，オリエンテーション）	● 他職種と情報共有
術後申し送り	● 手術内容，患者状態，術後問題点を申し送る（術中安全チェックリスト，他職種意見交換）	● 情報共有 ● 継続医療，看護
術後回診	● 麻酔科医師，手術室看護師が協働し行う（手術室・病棟・ICU情報交換）	● 他職種と情報共有 ● 評価，フィードバック ● 手術室看護師内フィードバック

多職種連携に必要なこと

役割の明確化

● 職種同士がお互いの役割，仕事内容を理解することが必要です．患者，家族に安全で安心な最良の医療が提供できます．手術決定時より退院を見据えた早期介入，多職種で連携を図り支援が行えます．

連携システムの構築

● 術前，術中，術後，退院支援，地域連携に向け，適切な時期に，適切な介入ができ，継続した医療が行えます．

情報の共有，記録の共有化

- 必要な情報を適切にさまざまな専門職種に伝達，共有され，治療，看護に活かすことが必要です．
- チーム専用のフォーマット作成，電子カルテを活用し情報共有に努めることが大切となります．

カンファレンス

- 得られた情報を共有し，専門職種が，さまざまな視点からアセスメントし，問題を明確化していくことは，患者の安全確保，質の向上につながります．
- コミュニケーションを円滑にとることで，情報共有が良好に行われ，情報伝達ミスによるトラブルの発生も防止されます．

チーム医療における手術室看護師に必要な役割

- 術中・術後の合併症の回避や術後侵襲の軽減のため，多職種の医療スタッフが専門性を発揮し連携が図れるよう，手術チームにおけるコーディネーターとしての役割を担います 表2 ．

表2　手術室看護師の役割

- 患者家族の意思決定支援
- 患者の擁護者，代弁者
- 手術，麻酔看護の専門的な知識・技術習得し提供
- フィジカルアセスメント
- チーム医療を行ううえで，磨いていきたい能力
  - ・迅速的確な状況判断能力
  - ・マネジメント能力
  - ・チーム医療に必要なノンテクニカルスキル
  - ・リーダーシップ，問題解決・意思決定，現状の認識，コミュニケーション

おわりに

- 手術決定時より，退院を見据えた最良な医療提供を行うためには，多職種が連携し，継続した周術期管理を行うことが必要です．
- 新しく導入される手術，治療，高リスク患者などは，チーム内で，カンファレンス，シミュレーションを密に行い連携し，患者の安全確保に努めることが大切です．
- 周術期管理にはチームに携わるスタッフが専門性向上に向けトレーニングをし，チームで手術医療を向上させていくことが必要です．
- チーム医療のなかで「チーム医療のキーパーソン」としての役割を果たすため，手術室看護師は，ノンテクニカルスキルを磨いていくことが必要と考えます．

Ⅱ. 術前ケア

○ **患者カウンセリング**
　〜患者の疑問や不安を把握し，手術に向けて整えよう〜　　　　　　　　　　45

○ **患者状態の評価**
　〜見ると診るは大違い，検査結果を見るだけでなく，患者を診よう〜　　　52

○ **周術期における手術前のリハビリテーションの概要**
　〜手術前のリハビリテーションは元気に家に帰るための第一歩！〜　　　　60

○ **術前患者指導**
　〜術後合併症予防を見据えた患者指導〜　　　　　　　　　　　　　　　　66

○ **術前検査**
　〜何のため？　どこを見る？　検査の目的と周術期の注意点〜　　　　　　72

好評発売中

呼吸管理を極める！
—エキスパートの考え方とやり方—

Nursing Care+ —エビデンスと臨床知—
Vol.1 No.3 2018

特集編集　道又元裕

呼吸管理の目的は、患者の呼吸活動を阻害せずに維持・促進することです。その実現のために看護師に求められるのは、以下の2つです。
　①「解剖生理」と「疾病や障害の性質」を正しく理解すること
　② 適切な管理方法を選択すること
本特集では、最新の知見をまじえつつ、看護師が知っていなければならない知識と、そして知っていることで患者をより安楽に管理できる知識を、エキスパートがわかりやすく解説します！

B5判／4色刷　130頁
定価（本体3,400円+税）

主要目次

Ⅰ．呼吸管理の基本を理解しよう！
- 臨床に必要な呼吸の解剖を理解しよう　〜呼吸器の形態・構造を理解すればケアが変わる⁉〜
- 臨床に必要な呼吸生理を理解しよう　〜呼吸生理について掘り下げて考える〜
- 臨床で遭遇する代表的な呼吸器疾患を理解しよう　〜急性呼吸不全の原因となる呼吸器疾患〜

Ⅱ．呼吸管理の疑問を解決しよう！
- 臨床における呼吸の評価方法は何がよい？　〜なるほど！ すぐに使いたくなる呼吸評価〜
- 酸素療法の適応と功罪は？　〜酸素は"絶対正義"か⁉〜
- 人工呼吸モードの適応と課題　〜量制御か圧制御の分類でモードのポイントを押さえましょう！〜
- 人工呼吸器からの離脱方法とは？　〜活かすも，捨てるもあなた次第！ 人工呼吸器離脱プロトコルの活用術〜
- NPPVの適応と限界は？　〜医療スタッフの知識と関わりが，NPPVの成功の鍵になる〜
- 鼻カニューレ高流量酸素療法（HFNC）の適応と限界　〜強いエビデンスが少ないからこそ，ケースバイケースで考える〜
- 吸入療法の方法と効果　〜デバイスの違いと吸入指導が吸入療法成功の秘訣〜
- 適切な気管吸引の方法は？　〜もっとも頻度の高いケア，吸引をマスターしよう〜
- 呼吸理学療法の効果は？　〜急性呼吸不全患者に対する呼吸理学療法のエビデンスと臨床現場での実際〜
- 腹臥位療法の効果は？　〜患者さんを"うつぶせ"にするってどうなんでしょう？〜
- 呼吸ケアにおける患者指導はどうする？　〜Key Wordはチーム医療とセルフマネジメント教育〜
- RSTの効果　〜RSTは呼吸ケアに関わる患者とスタッフをサポートする医療チーム〜

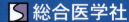 総合医学社
〒101-0061　東京都千代田区神田三崎町1-1-4
TEL 03(3219)2920　FAX 03(3219)0410　http://www.sogo-igaku.co.jp

Ⅱ. 術前ケア

患者カウンセリング
~患者の疑問や不安を把握し，手術に向けて整えよう！~

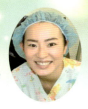

東京慈恵会医科大学附属病院 手術部
（手術看護認定看護師）
こばやしともえ
小林 友恵

エビデンス & 臨床知

エビデンス
- ☑ 術前訪問で患者との信頼関係を構築することで，患者の手術における不安を軽減する．

臨床知
- ☑ 患者にとって看護師は伴奏者，代弁者であることを伝える．
- ☑ 緊急手術の場合でも，可能なかぎり術前訪問をする．

はじめに

- 術前訪問の目的は，手術室看護師が患者との信頼関係を構築するためや，手術オリエンテーション，手術への不安の軽減，看護計画立案のための情報収集です．
- 患者にとって手術は一生のなかでも大きな出来事です．「慣れる」ということはなかなかありませんし，「治療する」という期待感だけではなく，たくさんの医療者に囲まれて緊張や不安も増大することが考えられます．また，最近では疾患や治療方法の情報をインターネットなどでたくさん得ることができます．いざ入院・手術となっても迷っている気持ちや決心がついていないということもあります．患者ができるかぎり落ち着いた状況で手術室に入室でき，不安や疑問がない状態で手術が行えるよう整えていく必要があります．

術前訪問の現状

- 術前訪問は，全例行っている施設もあれば，術式や患者の疾患・既往などによって選択して訪問する施設，外来や病棟からの依頼を受けて行う施設などあり，さまざまな方法で行われています．近年は術前の入院期間も短く，選択的に行われている施設と，病棟や外来から依頼を受けて訪問しているケースが多いようです．

著者プロフィール（小林友恵）
2007年 慈恵看護専門学校卒業，同年 東京慈恵会医科大学附属病院 手術部勤務
2015年 東京女子医科大学看護学部認定看護師教育センター修了，同年 手術看護認定看護師取得

表1 おもな術前訪問依頼の内容

- コミュニケーションの検討が必要（気管切開している，耳が聞こえない，日本語が話せないなど）
- 褥瘡が現在ある，または手術によって褥瘡の形成リスクが高いと予想される
- 可動域制限などで手術体位保持困難が予想される（円背，仰臥位保持困難，関節拘縮）
- 身長・体重が正常範囲を大きく逸脱している（身長は210 cm，体重は120 kg以上）
- アレルギーが多い（アナフィラキシーショックの既往があるなど）
- 心理的不安が強い
- 術前訪問の希望

- 全例行われている施設であれば患者と顔見知りになる，というのも大切な訪問目的だと思いますし，患者がふと疑問や不安に思っていることに触れられる機会も多くなるでしょう．
- 依頼や選択的に行われている施設では，おもに以下の条件の患者に訪問を実施していることが多いようです 表1 ．①手術体位固定が困難（関節可動域制限がある，円背，るい痩，高度な肥満や高身長），②コミュニケーション方法の検討が必要（発声禁止や難聴など機能的にコミュニケーション方法に工夫が必要，発達障害などスムーズにコミュニケーションをとるのに工夫が必要など），③皮膚の脆弱性や状況により褥創発生のリスクがある，または現在褥創がある（褥創部位を圧迫する手術体位，褥創発生リスクの高い手術体位・時間），④手術が複雑，ハイリスクな症例である，⑤患者や家族に訪問希望がある，など．
- これらの依頼内容について，手術室看護師と病棟看護師では認識の差があるともいわれており[1]，病棟看護師からの依頼では「初めての手術」「強い不安」など患者の不安軽減を図るための訪問依頼が多く，反対に手術室看護師では手術体位固定困難など身体的なアセスメント内容が多いことがわかっています．このことからも，外来・病棟・手術室の看護師が互いに協力し，さまざまな視点をもって連携していくことが患者の術前を整えるためには必要な看護となります．

[1] 高橋明子 他：手術室看護師と病棟看護師が術前訪問を必要と判断する視点の実態. 日手術医会誌 38(4)：306-10, 2017
（エビデンスレベルⅤ）

編集委員からの一口アドバイス

術前訪問を行う施設も増えてきていますが，手術室での業務だけでなく，訪問に出向く時間を作らなくてはなりません．患者にとって，本当の意味で術前訪問の効果を得るためには，自分たちの働く環境を整えなくてはならないでしょう．手術室看護師だけでなく，病棟看護師も役割を発揮し，お互いがオーバーラップすることで，患者にとって効果的な術前環境を作ることが理想的なのかもしれません．

エビデンス1

術前訪問で患者との信頼関係を構築することで，患者の手術における不安を軽減する

術前訪問は，可能なかぎり担当する看護師が訪問することが望ましいといわれています．患者にとって手術室という未知の環境のなかでは，少しでも知っている人に会うことが安心につながるといえます．不安や緊張は，気分の問題だけではなく交感神経が優位になることでバイタルサインにも影響を与えますし，手術侵襲に重ねてこのような精神的ストレスはサイトカインの放出も増強させ，けっしてプラスになるもの

ではありません．麻酔導入，手術，術後の合併症にまで影響してくるものです．緊張と不安のなかで手術を受ける患者にとって，患者に関わる看護師の影響は大きく，手術室入室時に顔見知りであり，状況を把握している看護師が担当することは，患者にとってよいことといえます[2]～[4].

[2] 日本手術看護学会 監："手術看護業務基準"．日本手術看護学会，pp68-70，2017

[3] 日本手術医学会 手術医療の実践ガイドライン改訂委員会：手術医療の実践ガイドライン（改訂版）．手術医学 34（Suppl）：S42，2013

術前訪問の実際

カルテ上での情報収集

- 既往歴の確認（疾患，アレルギー，各種検査結果）をします．
- 現疾患の経過や，手術歴や既往はないかを情報として集めます．手術・麻酔・輸血同意書など必要書類や手術オーダーで手術体位なども確認しておきます．

[4] 日本手術医学会 手術医療の実践ガイドライン改訂第三版準備委員会：手術医療の実践ガイドライン（改訂第三版）．手術医学 40（Suppl）：S62-3，2019

病棟訪問，あいさつ

- 足りない情報や病棟依頼の訪問の場合は，病棟看護師と患者情報の共有をし，連携を図っていきます．

手術室入室方法や，麻酔導入の説明

- ここでは，入室時にどのような確認を行っていくかなどを説明することで，イメージをつけていきます．
- 入室時には補聴器や入れ歯，かつら，ヘアピンなど身体につけているものをはずすことを理由とともに説明していきます．患者の羞恥心が強い場合は患者と相談し，手術室内で装飾品をはずすなどの調整も必要です．また，弾性ストッキングの装着方法なども説明します 図1 .
- 手術室という場所は，病気を治療するという期待感でいっぱいの患者もいますが，緊張感や不安感を増強させる可能性もあります．どのような部屋で何をするのか，とくに麻酔がかかるまでのイメージづけを行うことは，大切な看護の一つです．モニタをつけ，点滴ラインの確保を行い，どんなふうに全身麻酔にかかっていくのか説明します．
- もちろん，いろいろ聞くと余計に怖い，という患者もいますので無理に詳細を説明する必要性はありません．目の前にいる患者がどのような情報を必要としているのか，アセスメントし看護実践を行っていく必要があります．
- 麻酔方法は術前に外来で予定していたものと変更していることもあるため，麻酔方法の確認を行いながら医師の説明に補足していきます．とくに患者が意識下で行う硬膜外麻酔や脊髄くも膜下麻

安全に手術を迎えるための 患者様との13個の確認	

*コントロールセンターで確認する項目

1	患者様の氏名
2	血液型
3	手術部位と内容
4	マーキング
5	飲食状況（最終飲食時間）
6	アレルギー

*6項目確認後，以下の項目を確認

7	かつら・ヘアピン・ピアス
8	コンタクトレンズ
9	化粧・ひげ
10	義歯・ブリッジ・インプラント
11	爪・マニキュア
12	指輪・腕時計
13	ピップエレキバン・湿布

*ひげのある方は，緊急時の説明を受けていますか？

図1 手術室入室時に確認する項目（当院における例）
確認もれがないようこのようなリストを作成し，目につくところに掲示している．

酔では患者の協力が必要なため，どのような体勢をとるのかや手順を大まかに説明しておくことで，当日手術室での麻酔導入がよりスムーズになります．

関節可動域の確認（手術体位シミュレーション）

●手術中，筋弛緩薬が投与されると関節可動域以上に動かし体位固定をしてしまう可能性もあります．予定の手術体位をとるのに支障がないのか，患者とともに確認をしておきます．円背などで仰臥位がとりにくく麻酔の導入から体位調整の工夫が必要な患者や，関節拘縮の有無，しびれや神経症状なども事前に聴取し，術中看護に活かせるようアセスメントしていきましょう！

フィジカルアセスメント

●患者のふだんのバイタルサインを把握し，既往歴や疾患による症状などと照らし合わせながらフィジカルアセスメントを行います．血圧の左右差がある患者や，浮腫があり末梢静脈確保が困難と予測される場合などは，血管の走行なども確認しておきます．シャント音やスリル，人工物の有無なども確認しておきます．

痛みの評価方法や鎮痛方法についての説明

● 痛みは麻酔が覚めた瞬間から患者の心配事の一つになります．回復室で急に痛みについて表現してほしいと伝えても，なかなかうまくいかないことがあります．鎮痛方法や痛みの表現方法を患者と一致させておくことで，術後の痛みのコントロールをよりよいものにしていきましょう．

● 痛みの評価方法として NRS[1]，VAS[2]，FRS[3] などがありますが，施設で行っている評価方法を患者にも理解してもらい，共通認識をもてるとよいと思います．回復室で急に痛みを 11 段階（NRS）で評価してほしいといわれてもなかなかできません．どこが（傷の表面なのか，臓器など内部なのか），どんなときに（安静時，運動時），どのように（ズキズキ，重い，鋭い）痛いのかを表現していけるよう説明しておきましょう．また，術式によって鎮痛方法がある程度は決まっていると思います．IV-PCA[4] や PCEA[5] の使用方法も簡単に説明しておくと術後導入がスムーズです．

手術終了時，麻酔覚醒についての説明

● 全身麻酔下で手術を行う患者は，手術中の状況の心配よりも，術後目覚めることができるのか，術後の経過，痛みに関しての不安を挙げています[5]．目が覚めたとき，どのような状況であるのか説明していきましょう．

カルテ記載，病棟との情報共有，連携

● 術前訪問を行ったことをカルテに入力するとともに，情報の共有をしておきましょう．

帰棟し術中看護計画の立案を行う

● 事前の情報収集と，術前訪問で得られた情報をもとに看護計画を立案します．依頼や選択的に訪問を行った場合には，その内容についてどのように術中看護を行うのか詳しく計画立案していきましょう．

＊　　　＊　　　＊

● 患者には，これらすべてを説明していくわけではなく，患者特性や疾患，手術の術式などからアセスメントして訪問をしていきましょう！

---

[1] NRS：
Numerical Rating Scale

[2] VAS：
Visual Analogue Scale

[3] FRS：
Face Rating Scale

[4] IV-PCA：
経静脈的自己調節鎮痛法（intravencus patient-controlled analgesia）

[5] PCEA：
硬膜外自己調節鎮痛法（patient-controlled epidural analgesia）

[5] 竹下裕子 他：手術待機中にある患者用心配事尺度の開発―構成要素の抽出―．香川大看学誌 14(1)：9-18, 2010

臨床知 1 — 患者にとって看護師は伴奏者，代弁者であることを伝える！

手術中，患者は麻酔がかかり意識のないなかで手術進行していきます．患者がどのような思いで手術に臨んでいるのかを意識し，もし急な術式の変更や予想外の事象が起こった場合には，看護師は患者の側に立って物を考え発言していかなければなりません．医師の"治療を行う"ということは大切ですが，それははたして患者が望んだものであるのか，結果に納得できるのかを考え，倫理的な観点をもって行動していく必要があります．

そのためには，術前の情報収集や訪問のなかで，「患者がどうなりたいのか？」を患者本人や患者家族と一致させておくことは非常に重要です．患者の伴奏者・代弁者となって，術中に予想外のことが起きたときには一度立ち止まって，患者や家族への説明は十分されているのか医師に確認をし，発していくことができるとよいと思います．術前訪問した看護師と手術につく看護師が別の場合には，記録に詳細を残すなどして患者の思いを大切にしていけたらよいです[6]．

[6] 土蔵愛子 他編著："こころに寄り添う手術看護 周術期患者・家族の心理とケア"．医歯薬出版，pp51-2, pp62-5, 2014

臨床知 2 — 緊急手術患者に術前訪問は必要？

予定手術の患者の場合は，多くが前日までには入院をしており術前訪問をしています．しかし，緊急手術患者は当日入院，もしくは院内発症にて急に手術が決定します．そんななか，手術室は手術準備があり，なかなか術前訪問には行けない状況もあるかもしれません．しかし，「緊急の患者だから訪問しない！」ではなく，可能であれば訪問してほしいです．術前患者の心配事のなかには「手術をするには腑に落ちないところがあることへの心配」[5]があるともいわれています．私の経験のなかでも緊急手術の患者へ訪問を行った際に「本当に手術するの？」「手術室看護師さんが来たなら本当に手術だ」といわれた経験があります．すでに医師から手術の説明を受けて同意をしていても，腑に落ちない，現実味がない，という患者はいるように思います．納得がいっていないのであれば，医師に再度説明してもらうという連携・調整も必要です．しかし，多くは受容するための時間が短いため，このような発言がみられると考えられます．訪問時「あなたが手術中ずっと近くで応援してくれるんだよね！よろしくね！約束！」といわれたことがあります．手術当日，患者は緊張した表情でしたが，「約束よろしくね！」

と眠る前にいいました．私が「もちろんです．手術中ずっとここにいて応援していますよ」と答えると，患者は「よし，頑張ろう」といい全身麻酔にかかりました．患者が納得し，手術に臨めるよう整え，術中は患者の擁護者・代弁者として看護していけるとよいですね[4]．

おわりに

● 近年，術前の入院期間が短縮されてきたことにより，これら術前訪問の内容を術前外来で行う施設も増えてきています．早期に介入できることでのメリットは数多くあります．しかし，術前日や入院後に患者と顔を合わせ，外来で行った指導や説明が伝わっていたのか，実践できていたのか，新たな疑問などはないかを確認していくことは必要です．また，実際に手術を担当する看護師が患者と顔を合わせ信頼関係を構築していくことは重要です．患者に術創以外の傷は作らないこと，安全に，かつ患者の望んだ姿で手術が終えることができるよう，術中患者にとって心強い擁護者，代弁者となれるようにしていきたいですね！

参考文献
1）武田知子 他：術前訪問の変更が手術室看護師の看護実践・意欲に与える影響．日手術医会誌 32(3)：249-51，2011

Ⅱ. 術前ケア

患者状態の評価
~見ると診るは大違い．検査結果を見るだけでなく，患者を診よう~

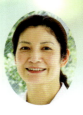

杏林大学医学部
麻酔科学教室（講師）　森山 久美

エビデンス&臨床知

エビデンス
- ☑ 術前に外来で患者を評価することにより，手術中止を減らせる．
- ☑ 4 METs が耐術能評価の決め手．
- ☑ 喫煙患者は術後肺合併症が増える．
- ☑ 口腔衛生状態が悪いと術後肺合併症が増える．
- ☑ 換気挿管困難患者を予測する．

臨床知
- ☑ 検査結果だけでなく，患者を診て，状態を評価しましょう．
- ☑ 患者の姿勢，話し方，声のトーン，歩き方，表情など，よく観察して，どのようなケアが必要か，考えましょう．
- ☑ 患者の呼吸に耳を澄ませ，呼吸状態を確認しましょう．
- ☑ 歯並び，口の開き具合，顎が浅くないかどうか観察して，挿管困難を予測しましょう．

はじめに

● 手術が決まったら，スムーズに手術を受けて退院したいと思うのは，患者や家族だけでなく，医療者も同じです．周術期を安全に過ごすために，患者状態評価は重要です．術前の状態をしっかり評価し，合併疾患をコントロールし，最善の状態で患者を手術に送りましょう．

いつ，どこで患者の状態を評価するか

● 手術患者は，通常手術前日に入院します．術前日に術前評価を行うと，思わぬ合併症が見つかったり，合併症がきちんと評価され

著者プロフィール（森山久美）
富山大学医学部卒業，慶應義塾大学医学部麻酔学教室入室・同病院研修医
出張病院での研修を経て，2000年カリフォルニア大学サンフランシスコ校麻酔科で研究，2002年より杏林大学医学部麻酔科学教室勤務
麻酔科標榜医，日本麻酔科学会指導医
手術前日中止症例を減らしたい一心で術前外来を開設して8年，現在は周術期管理センターとして麻酔科管理全症例を外来で診ています．熱意ある看護師はじめ多くのスタッフと楽しく運営しています．

てなかったり，術前に休薬すべき薬を継続していた，などの理由で手術が延期になってしまうことがあります．手術を受けるつもりで入院したのに，手術が延期され退院させられてしまっては，残念なだけでなく，怒りを覚える患者や家族もいるでしょう．手術室運営上も好ましくありません．

- 手術患者が高齢化し，合併疾患が増えました．抗血栓薬の種類が増え，後発品が増えました．術前に休薬が必要な薬剤を見分けるのが難しくなりました．漢方薬やサプリメントにも抗血小板作用やホルモン作用を有したり，鎮痛薬の効果を増強・減弱させるものなど，術前に中止が必要なものがあります[1][2]．休薬漏れを防ぐために，内服薬の確認を術前2～3週間前に行うのが理想的です．

[1] Ang-Lee MK et al：Herbal medicines and perioperative care. JAMA 286：208-16, 2001
（エビデンスレベルⅠ）

[2] Lee A et al：Incidence and risk of adverse perioperative events among surgical patients taking traditional Chinese herbal medicines. Anesthesiology 105：454-61, 2006
（エビデンスレベルⅣ）

臨床知1　術前評価の時期と場所に注意しよう

皆さんの施設では，患者評価をいつ，どこで行っていますか？　術前日に病室で行っていませんか？　検査結果だけで評価していませんか？　前もって患者に会い，問診を取り，話をして患者状態を評価しなければ，患者の本当の姿，周術期に必要なケア・教育をすることや，患者を最善の状態で手術に送ることができません．また，術前日に麻酔科医や手術室看護師が病室に訪れて話をしても，患者はそれどころではないでしょう．個人情報保護の問題もあります．同じ病室の人たちに聞かれたくないこともあるでしょう．入院前に，落ち着いて話ができる場所で行いましょう．

外来で，患者の状態を評価しましょう

- 杏林大学医学部付属病院周術期管理センターでは，問診（看護師による聞き取り），検査結果確認，麻酔説明ビデオ閲覧，麻酔科医診察（リスク評価・説明，同意書取得），歯科衛生士・顎口腔科医師による口腔衛生管理を行っています．

エビデンス1　術前評価で手術中止が減少

麻酔術前評価クリニックで評価されていると手術キャンセルが減るという報告はあり[3][4]，私どもの施設でも，リスク評価不十分で手術延期になった症例は減っています．

[3] Fisher SP：Development and effectiveness of an anesthesia preoperative evaluation clinic in a teaching hospital. Anesthesiology 85：196-206, 1996
（エビデンスレベルⅣ）

[4] Starsnic MA et al：Efficacy and financial benefit of an anesthesiologist-directed university preadmission evaluation center. J Clin Anesth 9：299-305, 1997
（エビデンスレベルⅣ）

外来で，何を診るか

カルテチェック・検査結果確認は，術前評価の第一歩

● 患者が外来に来る前にカルテチェックと検査結果確認を行います．既知の合併症の有無を把握し，検査結果で異常値があれば，どのように対応するか考えます．たとえば，血糖値が高いとき，食後なのか，未知の糖尿病なのか，コントロール不良の糖尿病なのか，値だけ見ても患者に確認しないとわかりません．高齢者は合併疾患が多く，評価にはさまざまな検査が必要となります．通常の検査（血液検査，尿検査，心電図，呼吸機能検査）に加えて，心臓超音波検査，下肢超音波検査，心筋シンチ，冠動脈 CT なども行っていることがありますのでチェックしましょう．当院では，チェックリストを作成し活用しています 図1 ．

患者が外来に来たら，問診票記載内容をもとに，聞き取りを行います．同時に患者の状態をチェック

● 主科でも問診票を記載していると思いますが，われわれが知りたい内容と必ずしも合致していません．耐術能，身体機能（フレイル），手術関連のアレルギー情報，以前に受けた手術で起こったことなど，特別な問診が必要です．抗血栓薬の確認も前述のとおり重要です．関節可動域，手足のしびれの有無は，術中体位による神経障害予防につながります．特別な対応を必要とする患者（ウィッグや総義歯を装着したまま入室したいなど）もいます．当院では麻酔前問診票を用いています 図2 ．

● 運動耐用能評価も同様です．米国心臓病学会/米国心臓協会（ACC/AHA）の『非心臓疾患手術ガイドライン』[5]が標準的評価法です．ポイントは 4 METs（2 階まで階段をスタスタ上れる）の可否です．

[5] Fleisher LA et al：ACC/AHA 2007 guidelines on perioperative cardiovascular evaluation and care for noncardiac surgery：a report of the American College of Cardiology/American Heart Association Task Force on Practice Guidelines. Circulation 116：e418-e500, 2007
※極めて強い推奨

エビデンス2

4 METs がボーダーライン

METs とは metabolic equivalents の略で，身体活動の強度を示します．安静時の酸素消費量を 1 としたときに，その身体活動が何倍の酸素を消費するかで表されます．中等度リスクの計画手術に対して，ACC/AHA の『非心臓疾患手術ガイドライン』[5]では，患者の運動能力が 4 METs 以上なら施行可能とされており，わが国のガイドラインにも取り入れられています．

● ところが，この「スタスタ」が問題で，問診の仕方によっては「まあなんとか上がれる」も"4 METs 可能"になってしまうので，

＜周術期外来 チェックリスト＞　医師名＿＿＿＿

ID ＠PATIENTID　＠PATIENTAGEYEAR オ	初診日＿＿＿＿　同意書（済・未）病棟保管 21-001 のみ
フリガナ ＠PATIENTNAMEKANA	再診日＿＿＿＿　同意書（済・未）病棟保管 21-001 のみ

リンク（済・未）　歯科診察（済・未）　計画書（あり・なし）

手術日（　　月　　日）病名：＿＿＿＿＿＿＿　術式：＿＿＿＿＿＿＿＿＿＿＿＿

説明した麻酔：全・硬・脊・PNB（閉鎖・TAP・大腿・坐骨・腕神経叢・傍脊椎・他＿＿＿）
ASA（1，2，3，4）リスク：
麻酔困難 □BMI≧35　□HbA1c≧8　□FBS≧160　□透析中　□Cr≧4.0　□ペースメーカー（MEに連絡）　□脊損（≧T5）
　□%VC<70%かつ%FEV1.0<70　□Pa02<60mmHg or P/F ratio<300）　□喘息中発作以上頻回　□人工呼吸　□NYHA≧Ⅲ
　□狭心症（CCS≧Ⅲ）　□AMI（発症後 3 か月以内）　□AR≧Ⅱ，TR≧Ⅱ，MR≧Ⅱ　□AS（PG≧50mmHg）　□MS（PG≧10mmHg）
　□先天性心疾患（PH:PA≧25mmHg）　□肺動脈性 PH（PA≧25mmHg）　□肝不全（Child-Pugh≧B）　□DIC　□Hb<6　□PLT<5万
　□PT-INR≧2　□敗血症　□ショック（BP≦90mmHg）

検査日（　/　）	オーダー	異常 無	異常 有	
Hb, Hct, RBC, PLT, WBC	□	□	□	□PLT 10万≧（原因：　　　）□Hb 7≧or□PLT 5万≧ →血内受診（　/　）
PT, PT-INR, APTT	□	□	□	□内科受診（　/　）
血液型・T&S or 交差適合試験	□		□	不規則抗体あり　＊T&S 検査必要ない手術あり
Na, K, Cl, Ca, BUN, Cr, TP, Alb, T-bil, GOT, GPT, CK, CRP	□	□	□	□Na≧150or120≧ □K≦5.5 □BUN≧50 □Ccr30≧ →内科受診（　/　）
BS　HbA1c:　（　/　）	□	□	□	□随時血糖≧180 or HbA1c≧7.4 □DM コントロール良好 □糖内受診（　/　）
尿定性	□	□	□	□糖→糖内（　/　）□潜血（2+以上継続）→Uro（　/　）□蛋白（2+）→腎内（　/　）
感染症（HBV-, HCV, HIV, 梅毒）	□		□	手術時感染対応
抗凝固療法薬使用の有無（ウラ面）	□		□	薬名（　　　　　）□休薬開始日（　/　）
D-ダイマー（必要症例のみ）	□	□	□	（　　　）≧0.51 →下肢エコー（　/　）

肺塞栓リスク分類	下肢エコー結果　　DVT（－・＋）　DVT ある場合は血管外科コンサルト（　/　） （ひだり・みぎ）ヒラメ、（ひだり・みぎ）（部位：　　　　　　）、（ひだり・みぎ）（部位：　　） 造影 CT（　/　）　DVT □無 □有）PE □無 □有）術前抗凝固療法指示 □無 □有（　　　）
□低 □中 □高 □最高	

PE リスク因子（該当因子に○）　A群（1つ以上で中リスク、3つ以上で高リスク）：60 歳以上　長期臥床　下肢麻痺　長期臥床（72 時間以上）
自動運動不能　片麻痺　BMI≧30　妊娠　産褥　ホルモン補充療法　経口避妊薬　ステロイド内服　EF<40　大腿静脈カテ　炎症性疾患　ネフローゼ
骨髄増殖性疾患　抗がん剤　PE/DVT 家族歴　悪性腫瘍　帝王切開　骨盤・下肢手術　気腹手術
B 群（中リスク）：THA　TKA　股関節骨折　脊損　多発外傷　開頭術　骨盤骨折　　　C 群（最高リスク）：PE/DVT 既往　血栓性素因

%VC, %FEV1.0　（　/　）				（　　　　　）%VC 70≧ or FEV1.0% 60≧ or 検査不能 は呼内（　/　）
BMI　（　　kg/㎡）		□	□	身長　　cm・体重　　kg □BMI 35 kg/㎡以上は麻酔困難
心電図		□	□	（　　　　　）循内（　/　）
術前循環器疾患問診票（4METS）		□	□	4METS 不可 →脳・心・腎血管障害・DM □無・□有→ 循内（　/　）
胸部 X 線		□	□	（　　　　　）心拡大・大動脈異常・肺陰影異常→ 内科（　/　）
既往チェック		□	□	（高血圧・高脂血症・糖尿病・喘息）□コントロール良好 □内科受診（　/　）
その他既往は問診票に追記				喫煙 □あり（　　本　年　　歳まで）□なし PONV リスク（　/3 点）：□女性 □非喫煙者 □PONV 既往・乗り物酔い
特記すべき内服薬		□	□	（　　　　　）他科依頼（　/　）
アレルギー：問診表参照		□	□	他科依頼（　/　）
ラテックスアレルギーリスク （異常ある場合、該当項目に○）		□	□	アレルギー（アボカド・キウイフルーツ・バナナ・栗）頻回 ope・医療行為 医療従事者（　　　）・アトピー・喘息・鼻炎・食物アレルギー性結膜炎

Mallampati分類：　Ⅰ　　Ⅱ　　Ⅲ　　Ⅳ

挿管困難予測所見：　□小顎 □顎が浅い □短頸 □後屈障害 □開口障害 □SAS □肥満
　　　　　　　　　□挿管困難の既往 □顎関節症 □小さい口 □動揺歯

図 1　周術期外来チェックリスト

当院では「4 METs 以上の項目が 3 つ以上あれば "4 METs 可能"」と判断しています．4 METs 不可で虚血性心疾患，糖尿病，脳血管障害の既往がある場合は，周術期心合併症リスクが高くなるため，当院では循環器内科が診察し，心機能および耐術能を評価します[6][7]．

[6] 谷合誠一 他：非心臓手術の術前循環器マネージメントを効果的に行う～ACC/AHA ガイドラインに準拠したスクリーニングシステムの構築. 臨床麻酔 42：1069-77, 2018

[7] 谷合誠一 他：新方式による非心臓手術術前循環器スクリーニングシートの使用経験と有用性. 心臓 46：1071-9, 2014
（エビデンスレベルⅣ）

麻酔前問診票

記入日　　年　　月　　日

氏名　　　　　　　　　　

1. 今日はどなたと一緒にいらっしゃいましたか？
本人のみ・父・母・夫・妻・兄弟姉妹・息子・娘・薬・その他（本人との関係：　　　　　）

2. 今までに、または現在かかっている病気はありますか？ある場合は口に✓を記入してください（今回の手術の病気は除く）
□高血圧　□高脂血症　□糖尿病　□脳梗塞　□脳出血　□心疾患
□不整脈　□脳血管障害（脳梗塞・脳出血　）　□先天性疾患
□喘息（最近の発作　　　）　□ペースメーカー　□アトピー性皮膚炎
□動かすことができない手足がある（部位　　　）　□人工透析
□その他の病気（　　　　　　　　　　　　　　　　）
□今まで病気なし

3. 今までに受けた手術の年令・病名・手術名・麻酔（全身麻酔・下半身麻酔・局所麻酔）を教えてください。
例：40歳　胆石　胆嚢摘出　全身麻酔

□手術を受けたことはない

4. 今までに麻酔中や手術中で問題があったことがありますか？（ご家族や親せき関係を含めて）（なし・あり・不明）
ある場合は、口に✓をつけてください
□吐き気　□嘔吐　□寒気　□高熱（手術中・手術後）　□麻酔からの覚めが悪かった
□その他（　　　）　　　　□呼吸困難

5. 現在使用している薬を教えてください（お薬手帳がある場合はコピーを取りますので、書かなくて良いです）
市販薬（あり・なし）　サプリメント（あり・なし）
□現在、薬は使用していない

6. 以下の薬を使用していますか？（これらの薬は手術前に中止する必要があります、必ずお知らせ下さい）
<血をサラサラにする薬・血流を良くする薬>
□アスピリン　□アンプラーグ　□イグザレルト　□エパデール　□エフィエント
□オルメテック　□カルナクリン　□コメリアン　□コンプラビン配合錠　□エリキュース　□タケルダ
□タナトリル　□オパルモン　□サアミオン　□シロスタゾール　□ノルバスク　□プラザキサ
□チクロピジン　□ドルナー　□バイアスピリン　□バナルジン　□バファリン81　□プラビックス
□プラザキサ　□プレタール　□ペルサンチン　□リクシアナ　□リマプロスト　□ワルファリン
□トリタン　□ローコール　□バイアスピリン　□その他（　　　　　　　　　　　　）
□アリクストラ皮下注　□ヘパリンカルシウム皮下注　□レキサン皮下注
□スロンノンHI
<女性ホルモン剤>
□経口避妊薬(ルリキュアなど)　□エストラーナ　□エストラジオール　□エストリール
□ビビスタ　□ジュリナ　□ジュリナ　□タナスミン　□ノルレバックス　□ヒスロンH
□ビビアント　□フェマーストン　□プラノバール　□プレマリン　□プロセキソール　□メノエイド
□ヤーズ　□ルティアン　□ルナベル
<精神科の薬>
□エフピー　□セレギリン
□これらの薬は飲んでいない

7. 以下の項目にアレルギーがありますか？（なし・あり・不明）ある場合は、口をつけてください（症状）
□ヨジン（症状　　　）　　□消毒用アルコール（症状　　　）
□造影剤（薬剤名　　　）　□テープ・軟膏類（かゆみ・ホホ・その他　）
□飲み薬（薬剤名　　　）（症状　　）
□抗生剤（薬剤名　　　）（症状　　）
□貼り薬・目薬・点滴（症状　　）
□食べ物・飲み物（　　　）
□卵　□大豆（症状　　）
□アボカド・キウイフルーツ・バナナ・栗（症状　　）
□天然ゴム　　　　→ラテックスは製品に触れられている可能性があります。
□花粉　□その他　　　　の確認がとれていない場合があります
□医療器具である（機種　　　）

8. 現在の様子を教えてください。該当するものに口をつけてください
□動かしにくいまたはしびれや痛みは関節がある（ぱんざいができない又はひとりで靴・みぎ足・ひだり足がうけない等）
□手足にしびれや痛みがある（みぎ腕・ひだり腕・みぎ足・ひだり足→立位のみの原因　　　）
□首を後ろに傾けると手足にしびれが出る
□首を動かすことが出来ない
□くちを大きく開けることが出来ない
□寝たいでいきが出来ない
□歯に酔いやすい
□入れ歯・アートメイク
□1ヶ月以内に歯科予防接種を受けたことがある（日付　　　　種類　　　）
□歯についてあてはまるものを○で囲んでください
（入れ歯・部分入れ歯・差し歯・ブリッジ・矯正中・グラグラした歯・欠けた歯・抜けた歯）がある
□あてはまるものはない
□コンタクトレンズ・眼鏡などを装着している

9. 手術室までつけておきたいまたはつけていきたいものはありますか？（入れ歯のみ不可）
□めがね　□入れ歯（他人と歯のみ不可）　□補聴器

10. 麻酔に関して気になることはありますか？　□はい　□いいえ

11. 信仰上の理由により輸血を拒否しますか？（本人・本人以外）本人との関係
    *記入した場合、医師・看護師が記入します
□関節の運動域障害（部位　　　）
□シャント（部位　　　）
□難聴（聴・左にくい方の耳）（みぎ・ひだり）
□マンキュラ　□固定　
□糖尿病使用　　　□ロラスコール□エクスロン□ノルパラックス□ヒスロンH
□ペルサンチン皮下注（左・右）　□ヘパリンカルシウム皮下注　□レキサン皮下注
□視力障害（全盲・その他）
□麻酔の部位
□ひげ除毛、ジェルネイル・マニキュア除去お願い（済・未）
□ペンダント類（全介助・部分介助）
□ケア移動が必要（全介助・部分介助）
□掲示板特記事項（なし・あり）　□特記事項
□禁煙指導

看護師名　　　　　　

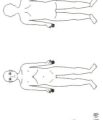

聞き取り時のポイント

声をかける前：姿勢を見る

- 高齢化社会，医療機器や麻酔薬の進歩などにより，手術患者は高齢化しています．年齢が上がるにつれ，生活状況は一人ひとり大きく異なってきます．運動を続けている人は背筋がシャンとしています．診察室に入ってくる歩き方，座り方でわかります．もちろん，待合席に座っている患者に声をかけるときにもわかるでしょう．これだけでも耐術能やフレイルをある程度評価できます．

声をかけたとき：表情，返答までの速さ，話す速度，声のトーンを聞く

- 声をかけたときの返答の様子によって，その後，その患者にどう話しかけるか考えましょう．患者の声のトーン，話す速さ，質問したときに答えが返ってくるまでの時間，話しているときの表情（明るいか，暗いか，機嫌がよいか，不安げか）を瞬時に把握し，話すペースを合わせましょう．表情が硬いときは，その理由（手術に対する不安，以前の麻酔に対する不満，用事があるから早く帰りたいのか，など）を考えながら聞き取りましょう．

話しながら：呼吸，開口，歯並び，歯の具合を診る

- 患者の呼吸に耳を澄ませましょう．喘息患者では，症状が出ていても本人が気づいていないことがあります．COPD患者では努力性呼気やすぼめ呼吸で呼吸機能がよくないことが予想できます．衣類からタバコのにおいがする，歯が茶色に変色している患者は，相当の喫煙者です．タバコは周術期肺合併症を増やしますので，禁煙指導が必要です[8]．

[8] 周術期禁煙ガイドライン：公益社団法人 日本麻酔科学会, 2015
※強い推奨

エビデンス3

禁煙の重要性

喫煙は周術期合併症の危険因子であり，術前の禁煙によって合併症の発生率が減少します．また禁煙によって，手術創部に対しての治癒改善効果が見られるといった効果も報告されており，術前の禁煙は強く推奨されます[8]．

- 歯の状態も生活状況をよく表します．齲歯の治療をせず，歯が抜けたまま・欠けたままの人は，相当の期間歯磨きをしていないことが予想され，生活状況が良好とはいえません．口腔の衛生状況も術後肺合併症に影響します[9]ので，口腔衛生指導も歯科医師・

[9] 林 文彦 他：胃がんにおける手術リスク評価法 E-PASS による術後合併症発症リスク評価と周術期口腔機能管理. 日口腔科会誌 67：12-6, 2018
（エビデンスレベルⅣ）

衛生士がいない状況では必要です.

上級編：換気挿管困難（cannot ventilate, cannot intubate：CVCI）を予測する

● CVCI を予測できるようになりましょう. CVCI 予測因子については さまざまなガイドライン[10][11]が出ていますが, すべて覚えなく ても大丈夫. Mallampati test, Upper Lip Bite Test など, 患者に やってもらわなくても大丈夫. 聞き取り時に観察すればわかりま す.

● 肥満, 短頸はだれが見てもわかりやすいですね. 見落としやすい けれど重要なのは, 小顎, 顎が浅い人です. これは肥満患者にか ぎりません. 歯並びや下顎を見てください. 歯並びが悪い人は小 顎です. 上の歯列よりも下の歯列のほうが奥に見えるのは下顎後 退です. 顔を正面や横から見たときに顎が首に近い人は顎が浅い, つまり頤（おとがい）舌骨間距離が短く, マスク換気時にマスク 保持が困難, 喉頭鏡挿入困難の可能性が高いです. ピンとくるた めには, 常に患者を観察することが大事です.

● 最近では, ビデオ喉頭鏡の進歩により, 挿管はより安全に行える ようになってきました. 言い換えれば, 失敗は許されません. 麻 酔導入時に CVCI に陥らないためにどうするか, 麻酔科医が何を 必要とするのか, 予測しましょう. 手術室での換気挿管困難に看 護師がどれだけ迅速に対応できるか, 腕の見せどころです.

[10] ASA Task Fource on Management of the Difficult Airway：Practice guidelines for management of the difficult airway：an updated report by the American Society of Anesthesiologists Task Force on Management of the Difficult Airway. Anesthesiology 98：1269-77, 2003
※強い推奨

[11] Japanese Society of Anesthesiologists. JSA airway management guideline 2014：to improve the safety of induction of anesthesia. J Anesth 28：482-93, 2014
※強い推奨

麻酔科医による患者の状態評価

● 麻酔科医はリスク評価を行い, 総合評価として米国麻酔学会の フィジカルステータスを数値で表します（ASA 1：全身疾患がな い, 2：軽度の全身疾患をもつ, 3：重度の全身疾患をもつ, 4： 生命を脅かすような全身疾患がある, 5：手術をしなければ生命 維持が困難, 6：脳死）. ただし, ASA は主観的な評価で, 評価 者によって異なることがあります. 現在ほとんどの患者が ASA 2 に入るでしょう（全身疾患がなくても, 喫煙, 機会飲酒は ASA 2 です）. ASA 3 以上の場合は, 合併疾患に対するリスクについて 厳しい話をします. 手術が終わったらすべて OK ではなく, 手術 後のほうが越えなくてはいけない壁が高いことを伝えます.

● いつも診察のときに驚くのですが, 検査データ, 問診票, カルテ に記載された内容から想像する患者と, 実際に診察室に入ってく る患者はまったく違います. 高齢で検査結果異常が多く, 全身状 態が悪いと予想したのに反し, しっかりした足取りで診察室に入 りハキハキ話す患者, 検査結果や問診は異常がないのに口を開け てもらったら歯がボロボロ, しかも小顎で顎が浅いという若い人 もいます. BMI が高い場合, 運動していて筋肉量が多そうな場 合はホッとしますが, 明らかに腹囲が大きく体脂肪率が高そうな

場合は，気道リスクや心合併症リスクに冷や冷やします．

患者の状態を確実に申し送る

- 術前診察を行った医師，看護師が術当日に担当するとはかぎりません．患者から得た情報，評価した内容を電子カルテ上の掲示板やテンプレートを活用して伝えましょう．くれぐれも「入院前に伝えましたけど」といわれることがないように．

おわりに

- 術前に患者の状態を評価する時間は限られています．短時間で，的確に患者の状態を評価するには，患者を診るのがいちばんです．五感をフルに活用して，患者の"今"を感じ，評価してください．

日本麻酔科学会が認定する「周術期管理チーム認定制度」というものがあります．2014年に看護師，2016年からは薬剤師，2017年からは臨床工学技士の認定と，チームメンバーの養成が進められています．周術期に行われるタスクを，ときにはシフトし，ときにはシェアできるよう，それぞれの専門性を活かした患者を支援できるシステムを構築していこうというものです．
一方，看護師特定行為研修では，「術中麻酔管理領域」というパッケージ化した研修が開始されます．関わるさまざまな職種が，それぞれの専門性と役割を把握することから始め，相互のチェック機能をはたすことで，周術期診療の質の向上を図れるのだと思います．

II. 術前ケア

周術期における手術前の
リハビリテーションの概要
～手術前のリハビリテーションは元気に家に帰るための第一歩！～

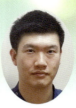

筑波大学附属病院
（リハビリテーション部）　李　宰植（い　じぇしく）

エビデンス＆臨床知

エビデンス
- ☑ 退院後にリハビリテーションプログラムが中断されると，身体能力とQOLが低下する．それを防ぐためにも術前の患者教育やリハビリテーションが重要．

臨床知
- ☑ 自宅での筋力トレーニングを行う際は，一人でも実施可能な簡単な方法を指導する．
- ☑ 患者は多くのスタッフからたくさんの情報を知らされているため，なるべく重複した情報提供を避ける工夫をしながら，患者が理解・実践可能なプログラムを提供する．

はじめに

- 現病の治療を目的とする外科的治療は，術後合併症を含め，身体機能障害およびQOL低下などの術後後遺症をひき起こす可能性があります[1]．外科的治療後の回復経過 図1 では，すべての患者において生理的予備能・身体機能が急激に低下し，回復経過とともに回復して行きます（図1A）．生理的予備能・身体機能が低い患者（図1BとD）は，周術期の合併症の危険性が高まり，回復までの期間が長期化，場合によっては不完全な回復，永久的な障害をもつことになります．周術期におけるリハビリテーションは，周術期における合併症の予防，術後後遺症を改善し，術後の早期回復を目的としています[2]．
- 術前リハビリテーションでは，現病・既往歴，検査測定値などの医学的データ・所見，術前リハビリテーション評価を行い，手術侵襲から術後状態の変化を検討します．また，周術期における合併症のリスク，術後後遺症を最小限にするため，術前リハビリテーションプログラムを提供します．
- 本稿では，多職種スタッフにおける理解をいただくため，リハビリテーションの術前評価・術前リハビリテーションプログラムの概要について記述しました．

[1] Tew GA et al：Clinical guideline and recommendations on pre-operative exercise training in patients awaiting major non-cardiac surgery. Anaesthesia 73：750-68, 2018

[2] 高橋正浩 他：リハビリテーションの視点からのケア．呼吸器ケア 9：752-7, 2011

著者プロフィール（李　宰植）
札幌医科大学保健医療学部理学療法学科卒業，同大学大学院の修士課程修了
札幌医科大学付属病院リハビリテーション部 非常勤勤務，筑波大学附属病院リハビリテーション部 現職

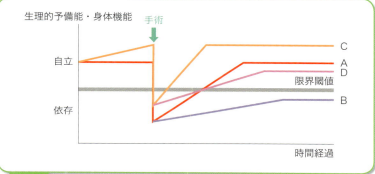

| 図1 | リハビリテーションの概念(文献1より引用,和訳) |

A) 外科的手術後に,すべての患者は生理的予備能/身体機能が急激に低下し,時間経過とともに回復する.
B) 生理学的予備能/機能的能力が低い患者は,周術期の合併症のリスクが高まり,より遅く,ときには不完全な回復につながる可能性がある.
C) 術前から生理的予備能/身体機能が優れる患者は,早期回復が期待できる.
D) 術前リハビリテーションを行う患者は,複雑な術後回復過程に至った場合でも,術後においてより高い自立した生活が期待できる.

手術前のリハビリテーション評価

- 手術前のリハビリテーション評価は,病歴・検査測定値などのほか,理学所見として患者の身体機能(筋力,関節可動域,運動耐用能など),呼吸機能,日常生活動作,生活環境などを評価します.

筋力・関節可動域測定

- 臨床現場における筋力評価は,徒手筋力検査(Manual Muscle Test:MMT)[3]という簡易的な筋力評価法を使用することが多いです.この評価法は,以下の3つの指標を用いて総5段階に筋力を評価します.

(1) 随意的な筋収縮が可能である
(2) 抗重力運動が可能である
(3) 徒手的な抵抗に耐えられる

- また,ハンドヘルドダイナモメーターやBIODEXなどの筋力測定機器を使用して客観的な評価を行うこともあります.
- 関節可動域測定[4]は,他動・自動的な関節運動の可動域を徒手的に評価します.各関節可動域は,健常者を基準とした参考可動域が設定されており,関節拘縮,骨格筋・軟部組織の短縮などを評価します.

運動耐用能評価

- 代表的な評価方法として,6分間歩行テスト[5]・Shuttle Walking Test[6]があります.6分間歩行テストは,6分と規定された時間

[3] Hislop HJ et al:"新・徒手筋力検査法 原著第9版".協同医書出版社,2014

[4] 千住秀明 監:"理学療法学テキストⅡ 理学療法評価法 第3版".九州神陵文庫,2011

[5] American Thoracic Society:ATS statement:Guidelines for the six-minute walk test. Am J Respir Crit Care Med 166:111-7, 2002

[6] American Thoracic Society, American College of Chest Physicians:ATS/ACCP statement on cardiopulmonary exercise testing. Am J Respir Crit Care Med 167:211-77, 2003

内の最大歩行距離を測定するものであり，歩行速度の自己調整が可能なものです．一方，Shuttle Walking Test は，時間経過とともに歩行速度が増加するため，患者の歩行距離とともに最大歩行速度を測定することができます．この2種類の運動耐用能評価の結果は，歩行距離およびバイタルサイン変化，呼吸苦などを用いて運動耐用能の評価と呼吸器合併症のリスク，術後の機能回復の指標として使用します．

- また，心肺運動負荷試験（cardiopulmonary exercise test：CPX）[7]を行うことがあります．運動を行うためには，肺からの酸素摂取・二酸化炭素の排出，循環系による運搬，骨格筋のエネルギー産生という一連の過程が必要となります．運動の強度が増加すると，骨格筋でのエネルギー（ATP）産生は，酸素とクエン酸回路を利用する有酸素代謝から解糖系の無酸素代謝に移行します．CPX では，漸増的な運動負荷を行い，酸素摂取量・二酸化炭素産生量，分時換気量増加率を比較することにより，対象者の有酸素運動能力を評価することができます．また，運動負荷にともなう呼吸・循環系の反応から，心臓・肺疾患などの診断や重症度の判定をすることもできます

[7] 安達 仁 編著："CPX・運動療法ハンドブック改訂3版 心臓リハビリテーションのリアルワールド"．中外医学社, 2015

呼吸機能評価

- 呼吸機能は，基本的な肺機能検査・胸部 X 線・CT 画像などの検査所見に加え，聴診・視診・触診，安静時・運動時の呼吸症状を用いて総合的に評価します．肺機能検査では，呼吸時の吸気・呼気量から肺活量（VC）・1秒率（$FEV_{1.0}$％）を測定し，拘束性・閉塞性・混合性の3分類に肺換気機能を評価します．また，肺拡散能力（D_{LCO}）の結果は，胸部 X 線・CT 画像の画像評価をもとに肺疾患の重症度を評価することが可能です．これらの評価は，安静時に行うものであり，リハビリテーション評価では，運動時の呼吸状態を評価します．前述した運動耐用能評価を行う際に，SpO_2・呼吸苦・自覚症状などを測定し，日常生活の障害度を評価しています．

術前リハビリテーション

患者教育

- 身体機能・呼吸機能の低下は，術後回復の遅延や術後合併症の重症化と関連していることが報告されています[8]．そのため，術前リハビリテーションを行い，身体機能・呼吸機能を向上するとともに，術後早期離床・リハビリテーションの必要性を理解していただくことが必要です．術前の患者教育は，前述した術前リハビリテーション評価に基づき，現状の身体機能・呼吸機能，術後の合併症・後遺症の危険性を理解し，それを改善するための取り組

[8] Moran J et al：Role of cardiopulmonary exercise testing as a risk-assessment method in patients undergoing intra-abdominal surgery：a systematic review. Br J Anaesth 116：177-91, 2016

みに協力していただくことを目的としています．患者教育の内容は，喫煙，過度なアルコール摂取，生活習慣病など，さまざまな術前の危険因子の管理を含め，身体機能を向上するための運動療法，呼吸機能を改善するための呼吸筋力トレーニング・呼吸法，自己排痰法，日常生活動作などで構成されます．

運動療法

● 術前の運動トレーニングは，体力と健康状態を改善し，術中の罹患率と死亡率を軽減するために，外科的手術を予定している患者に行うことを推薦しています[9]．とくに，高齢，心肺機能が低い患者，周術期の合併症のリスクが高い患者が優先として対象になるべきであります．運動療法は，有酸素運動トレーニング，筋力トレーニング，そして呼吸筋トレーニングが挙げられます．各運動療法の頻度，強度，運動時間は，術前リハビリテーション評価を考慮し，個別的な運動プログラムを提供します．また，不安定狭心症，高血圧，重大な大動脈弁狭窄症，心不整脈など，運動が禁忌とされる疾患を考慮します．術前運動療法は，最低4週間のトレーニング期間を確保することが勧められていますが，十分な介入期間を得ることはなかなか難しいのが現状です．

● 代表的な有酸素運動として，自転車エルゴメータ，トレッドミル（または平地歩行）などを用いたものが挙げられます．有酸素運動の強度，時間，回数，種類などを決定するためには，術前リハビリテーション評価に基づいて検討を行います．2018年に発表された術前運動療法のガイドライン[1]では，有酸素運動の強度を最大酸素摂取量，最大心拍数，Borg指数を基準として設定することが勧められています．最大酸素摂取量は，前述したCPX検査により測定し，中等度有酸素運動は40〜59％，高強度は60〜84％の負荷を行うこととしています．しかし，すべての患者がCPX検査を行うことはできないため，カルボーネン法[①]を用いて運動強度ごとの目標心拍数の算出，自覚的な運動強度の指標であるBorg指数を用いることもできます．

[9] 伊藤倫之 他：外科手術のフィジカルリハビリテーション―術後リハから術前リハへ．臨床リハ 12：879-84，2003

① **カルボーネン法：**
（（220－年齢）－安静時心拍数）×運動強度（％）＋安静時心拍数

たとえば，60歳の患者で安静時心拍数が70拍/分，運動強度を50％に設定する場合，（（220－60歳）－70）×50％＋70＝115拍/分を目標心拍数として，運動強度を調整する．

| 臨床知 1 | **自宅でのトレーニングは，簡単な方法を指導する** 筋力トレーニングは，抵抗運動，体重を利用した運動が挙げられます．入院患者の場合は，リハビリテーションスタッフの指導下で，適切な筋力トレーニングを行います．しかし，多くの患者は，筋力トレーニングの経験がないため，自宅での筋力トレーニングを行う際は，一人でも実施可能な簡単な運動方法を指導しています． |

呼吸練習・呼吸筋トレーニング

- 周術期における呼吸機能は，術後合併症および後遺症を予防するために重要です．とくに胸腹部手術，人工呼吸器管理後は，肺胞の虚脱・痛みなどにより呼吸機能が低下し，無気肺・肺炎などの合併症のリスクが高まります．術前リハビリテーションでは，腹式呼吸，インセンティブスパイロメトリ，排痰法，胸郭可動域運動などの指導を行い，術前から呼吸機能の向上を図ります．

- 腹式呼吸は，なるべく胸郭を膨らませず，主吸気筋である横隔膜を最大に活用する呼吸法です．開胸・開腹術後には，横隔膜の運動が抑制され，機能的残気量や換気量が低下するため，肺虚脱に痰貯留による呼吸器合併症のリスクが高くなります．術前からの腹式呼吸練習は，術後において随意的に横隔膜の運動を促進し，早期の呼吸機能回復が期待できます[10]．

- インセンティブスパイロメトリとは，手術前後の呼吸訓練に使用される器具の総称であり，吸気容量式と吸気流速を増大させる流量式に区別します．これらの器具は，深呼吸状態を長く持続させることで換気能力を向上させることが期待できます[11]．術前のインセンティブスパイロメトリの使用は，術後の呼吸器合併症を予防するものとして認識されていますが，気胸などの広範囲肺虚脱，コントロール不良の高血圧などの循環器・血管性疾患を有する患者への適応は禁忌とされています．

- 術後排痰を促すため，術前から自己排痰法を指導する必要があります．代表的な咳嗽法の指導には，ハフィング（huffing）が挙げられます．ハフィングは，声帯を開いたまま強い呼気を断続的に行い，末梢気道に貯留している分泌物を中枢側に移動させる方法です．2～3回の深呼吸のあと，大きく息を吸い2～3秒間止めて，息を吐く時に小刻みに咳をすることを数回くり返し，痰が中枢側に上がってくると最後に咳払いをして痰を出します．その際，術創部を手で保護・固定すると，痛みが軽減されます．

- そのほか，胸部・肩甲帯周囲筋のリラクセーションおよびストレッチの指導を行い，術後において呼吸に関与する筋群の緊張を軽減できるようにします．

[10] 辻 哲也：開胸・開腹術後．臨床リハ 12：408-15, 2003

[11] 増田芳之 他：理学療法・作業療法・言語聴覚療法の実際．"実践！がんのリハビリテーション"辻 哲也 編著．メヂカルフレンド社，pp23-9, 2007

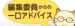

編集委員からの一口アドバイス

インセンティブスパイロメトリは，吸気流速式よりも容量式のほうが多く用いられています．AARC Clinical Practice Guidelineに記載されている適応禁忌事項の一つに，効果的な深呼吸ができない場合（肺活量が10 mL/kg 未満もしくは，標準最大吸気量の1/3未満の吸気量）とあります．患者に用いる場合には，効果的な深呼吸が可能であるのかということ（肺活量が10 mL/kg 以上もしくは，標準最大吸気量の1/3以上の吸気量）を評価しておく必要があります．

臨床知2　患者が理解・実践可能なプログラムを提供する

前述したとおり，術前リハビリテーションは，周術期における合併症の予防，術後後遺症の改善，早期回復を目的としてリハビリテーションのプログラムを提供します．ただし，術前は各医療スタッフからたくさんの情報を提供されるため，重複した情報提供を避けながら，患者が理解・実践可能な範囲でのリハビリテーションプログラム

を提供できるように気にかけています．

エビデンス 1

肺がん切除術前後のリハビリテーションの効果について

肺がんに対する外科的切除は，従来の開胸肺葉切除術から低侵襲の胸腔鏡下肺切除に改善されているにもかかわらず，術後の身体能力およびQOLの低下が長期化されていることが報告されています[2]．このような術後の身体能力・運動能力の低下は，肺がん切除術後の長期生存率を低下させる重要な因子であることが報告されています[12]．

肺がん切除術後において運動療法を主としたリハビリテーションを行うことにより，入院期間の短縮，合併症の軽減，術後の身体能力およびQOLの低下を抑制することが報告されています[13,14]．リハビリテーションプログラムは，おもに有酸素運動，筋力トレーニングを採用しており，リハビリテーションセンターなどの施設にて指導者の下で行っています．一方，退院後においてリハビリテーションプログラムを継続しない場合は，再び身体能力およびQOLの低下がみとめられるため，運動療法の継続実施が必要です[15,16]．これらの知見からは術前のリハビリテーションが重要であることのほか，退院後にも継続できるリハビリテーションプログラムの提供および教育が必要であることが推察されます．

[12] Bugge AS et al：Cause-specific death after surgical resection for early-stage non-small-cell lung cancer. Eur J Cardiothorac Surg 53：221-7, 2018

[13] Stefanelli F et al：High-intensity training and cardiopulmonary exercise testing in patients with chronic obstructive pulmonary disease and non-small-cell lung cancer undergoing lobectomy. Eur J Cardiothorac Surg 44：e260-5, 2013

[14] Hoffman AJ et al：Using Perceived Self-Efficacy to Improve Fatigue and Fatigability In Post-Surgical Lung Cancer Patients：A Pilot Randomized Controlled Trial. Cancer Nurs 40(1)：1-12, 2017

[15] Esteban PA et al：Evaluating patients' walking capacity during hospitalization for lung cancer resection. Interact Cardiovasc Thorac Surg 25(2)：268-71, 2017

[16] Karenovics W et al：Short-term preoperative exercise therapy does not improve long-term outcome after lung cancer surgery：a randomized controlled study. Eur J Cardiothorac Surg 52(1)：47-54, 2017

II. 術前ケア

術前患者指導
～術後合併症予防を見据えた患者指導～

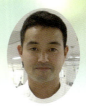

那覇市立病院 看護部
（看護師長，集中ケア認定看護師）　清水 孝宏

エビデンス＆臨床知

エビデンス
- ☑ 術前患者指導として禁煙と口腔ケアが重要である．
- ☑ 血糖コントロールも術後の感染合併症に影響する．
- ☑ 各指導やケアを組み合わせて行うことが周術期外来である．

臨床知
- ☑ 術前に術後の回復に向けたイメージをもたせることが重要である．
- ☑ 術前指導は患者と家族が安心して手術に臨むための準備である．
- ☑ 効果的な術前患者指導は，術後にも影響を及ぼすと考えられる．

はじめに

- 手術を受ける患者やその家族は，さまざまな恐怖心や不安感を抱えています．そもそも「恐怖」と「不安」とは，どのような感情なのでしょうか．感情に対し対象が存在するのが「恐怖」です．一方，感情に対し対象が存在しないのが「不安」です．食道亜全摘術が予定されている患者がいるとします．手術に対する「恐怖」とは，食道を切除することに対する感情です．一方，「不安」とは，手術を取り巻く生命への脅威，麻酔，身体的苦痛，後遺症などさまざまな要因があります．術前患者指導は手術についてのイメージ作りや，術後に起こりうる合併症予防を目的とした準備や指導，家族を含めた周術期の準備などが含まれます．「不安」という感情を少しでも軽減することが術前患者指導の目的の一つです．
- 本項では，筆者の施設で行われている周術期外来での術前患者指導に沿って解説します．

著者プロフィール（清水孝宏）
地方独立行政法人 那覇市立病院 集中治療室 看護師長
2000年 千葉看護専門学校を卒業し看護免許取得．2003年より地方独立行政法人 那覇市立病院勤務．ICU主任看護師，2014年より栄養サポート呼吸ケア担当看護師長として活動を行っている
2003年 3学会合同呼吸療法認定士，2007年 集中ケア認定看護師，2010年 NST専門療法士

周術期外来

- 周術期外来では，侵襲度の高い手術や手術のリスクが高い患者を対象としています．手術侵襲の高い手術として，当院では食道亜全摘術，膵頭十二指腸切除術が挙げられますが，それ以外の上部・下部消化管の手術も対象にしています．手術のリスクが高い患者として，全身麻酔を行う高齢患者や慢性疾患を有する患者，高度肥満患者などが挙げられます．これら，侵襲度の高いあるいは高リスク患者に対し，術前から術後の合併症の予防と安心して手術に望めるように介入するのが，周術期外来です．介入内容を項目ごとに解説します 図1．

術前パンフレットを用いたオリエンテーション

- 周術期外来を受診する患者や家族にまずうかがうことは，手術経験の有無です．過去に手術を受けた経験があれば，手術という一連の流れが想定できます．手術経験の有無を把握した後に，これから手術を受けるにあたり，大切なのは『こころとからだの準備』であることをお伝えします 図2．周術期外来の対象患者の多くが，術後ICUに入室します．そのため，術後のICU入室をイメージできるように説明します．たとえば術後に麻酔からの覚醒が遅れた場合や，長時間の手術では，術後気管挿管したまま人工呼吸器を装着してICUに入室するという説明をします．多くの患者や家族は，気管挿管人工呼吸管理について内容を理解していません．具体的にイメージできるように説明します．そして各種モニタや輸液ライン，尿道カテーテル，動脈カテーテルやドレーン類について説明します．術直後は麻酔の影響もあり，状況を認識できず混乱することも少なくないことを説明しています．
- 術後順調に経過すれば，喉の管をはじめ，少しずつ管や点滴がな

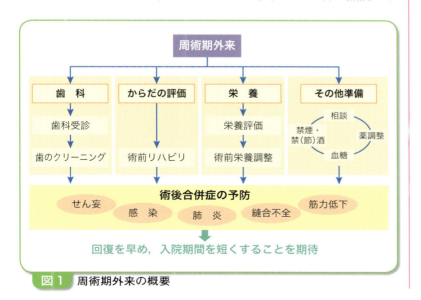

図1 周術期外来の概要

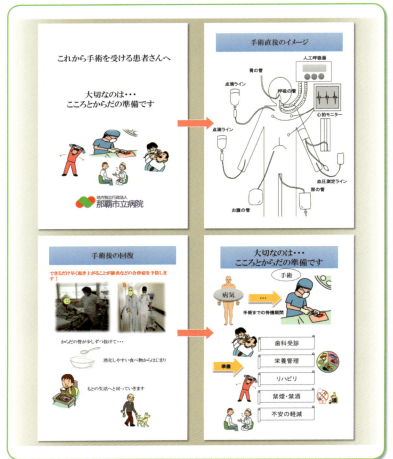

図2 那覇市立病院で使用している術前パンフレット

くなることを説明します．それとともにベッド上で座ったり，立ち上がったりというリハビリが進んでいくことを説明します．リハビリを早く開始することが，肺炎などの合併症を予防することに有効であることを説明します．周術期外来を開始した後に，理学療法士からコメントをいただいたことがあります．以前は術後の早期離床に対し，なぜ早くから身体を動かさなければならないかというクレームがあったそうです．周術期外来開始後は，早期リハビリの必要性を理解している患者が増えたようです．

周術期口腔機能管理

- 周術期外来において重要な術前ケアとして，歯科・口腔外科による専門的な口腔ケアがあります．口腔の不衛生は術後感染症のリスク因子[1]です．食道がん術前に専門的な口腔ケアを実施することで，術後の肺炎発症を減少させた報告[2]があります．術前口腔ケアとして，超音波スケーラーによる歯石除去や，抜歯やマウスピースの作成を行っています．術後の口腔ケアは，ブラッシングによる歯垢除去や保湿，セルフケア指導を実施しています．

[1] 番場竹生 他：消化器外科術後感染症に対する術前口腔ケアの効果に関する検討．新潟医会誌 127：309-17, 2013

[2] Sato Y et al：Esophageal cancer patients have a high incidence of severe periodontitis and preoperative dental care reduced the likelihood of severe pneumonia after esophagectomy. Dig Surg 33：495-502, 2016

● これら周術期の口腔ケアは，周術期口腔機能管理として診療報酬を算定できます．もし自施設に歯科口腔外科がない場合には，かかりつけや近隣の歯科診療所の受診を勧めています．自施設以外の歯科診療所でも，周術期口腔機能管理と伝えれば院内と同様の術前口腔ケアが受けられる診療体制となっています．

周術期リハビリテーション

● 全身麻酔手術の術前に，呼吸機能検査が行われます．呼吸機能検査では％肺活量（％VC）と1秒率（FEV$_{1.0}$％）の値から正常，閉塞性あるいは拘束性換気障害，混合性換気障害のいずれかが判断されます．いずれかの呼吸機能に問題がある患者に対しては，理学療法士が術前から介入を開始します．理学療法士は拘束性または混合性換気障害がある場合，呼吸機能訓練器具（コーチ2™）を用いた呼吸リハビリテーションを開始します．呼吸機能に問題がない患者に対しては，周術期外来看護師が腹式呼吸法や排痰法，離床動作について，理学療法士が作成したパンフレットを用い指導しています．

● 呼吸機能検査の実施，理学療法士介入の調整または看護師による術前リハビリテーションの説明が一連の流れです．その他の周術期リハビリテーションの調整として，術前の日常生活動作に関する情報収集とその共有も重要な役割です．術前の行動範囲や移動手段，杖使用の有無など，術前から問題となるような情報があれば共有しています．

栄養管理

● 当院の周術期外来で行われる栄養アセスメントは一般的に用いられる主観的包括的アセスメント（subjective global assessment：SGA）シートです 図3 ．SGAシートを入力するとA〜Yの判定結果が出ます．このうちCの中等度あるいはDの高度栄養不良と判定された場合に，周術期外来担当の管理栄養士に連絡をします．周術期外来を開始したはじめの頃は，CあるいはDといった栄養不良の患者が多くいるのではと予測していました．しかし実際は，Zの過栄養と判定される患者の割合が多くいました．過栄養と判定された患者については，術後の長期的な体重コントロールを兼ねて術前から管理栄養士に介入を依頼しています．

● 術前の栄養管理については，術前に十分な時間を確保できることが理想的です．どれくらいの術前期間が必要かは，患者個人の状況によって異なります．手術による侵襲では，身体のタンパク質が異化というかたちでエネルギーとして消費されます．消費されるタンパク質はおもに骨格筋です．そのため十分なタンパク質摂取と運動により筋肉量や筋力をアップすることが，理論的にはより侵襲に耐えうる術前栄養管理と考えます．

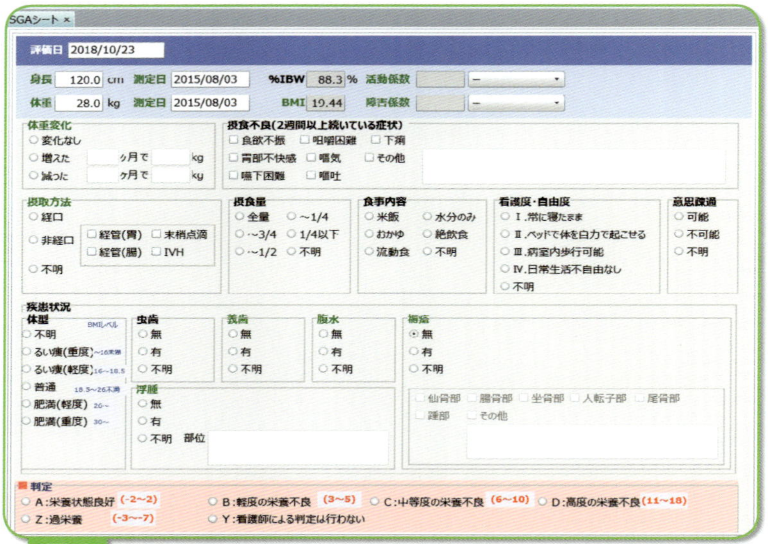

図3 SGA 入力シート

喫煙と飲酒

エビデンス 1

禁煙が合併症リスクを低下させる

周術期外来受診患者の 18％が喫煙者でした．長期的な喫煙により循環器系，呼吸器系やがんなどの合併症が知られています．周術期においては創傷治癒遷延や感染性合併症が直接影響を及ぼす可能性があります．『周術期禁煙ガイドライン』[3]によると，術前の禁煙期間については 4〜8 週間の禁煙が術後の呼吸器合併症発生率を減少させるとし，2〜4 週間の短期禁煙でも合併症の予防効果はあるとしています（推奨度 A）．

● ここで知人の形成外科医の話を少し紹介します．第二指を機械に挟まれた患者がいたそうです．保存的に治療していたところ，第二指は回復傾向だったそうです．ところが患者が喫煙を再開したところ，回復傾向だった第二指に血流が途絶え切断を余儀なくされたそうです．このように喫煙（ニコチン）は血管収縮作用が強く，創傷治癒に多大な影響を及ぼします．術後の肺炎や縫合不全などの合併症は生命に関わることを説明し，術前からの禁煙を指導すべきです．

● 飲酒については，39％の患者が習慣的な飲酒を行っていました．飲酒量にもよりますが，過度の飲酒を習慣とする患者は術後せん妄のリスク[4]が高くなります．可能であれば禁酒，少なくとも飲酒量を抑えた節酒を指導しています．

編集委員からの一口アドバイス

指導を行う場合には，その内容が患者自身で理解できているのかを確認していく必要があります．患者指導のときに，患者自身でそのことを行ってもらう，もしくは表現してもらうことによって，理解の程度を確認することができます．当たり前ですが，その理解が患者の行動変容をもたらすことにつながります．患者自身の治療への参加が，術後の状態に影響していくことを理解していただくことも，術前患者指導に必要な要素です．

[3] 公益社団法人 日本麻酔科学会：周術期禁煙ガイドライン http://www.anesth.or.jp/guide/pdf/20150409-1guidelin.pdf （2019. 3 参照）
※推奨度 A：強い推奨

[4] 工藤 明 他：アルコール多飲者はICU でせん妄状態を起こしやすいのか？ 日集中医誌 18：355-62, 2011

血糖管理

● 周術期外来受診患者では，術前のHbA1c値（NGSP値）が基準値より高値だった患者が21％いました．術後の高血糖は感染性合併症のリスク因子です．HbA1c値（NGSP値）が7.0％以上の患者は，内分泌内科へのコンサルトを主治医にお願いしています．またHbA1cの値以外にも，過去の採血で高血糖がある患者については，術後の高血糖に注意するように『耐糖能異常が疑われるので術後の高血糖に注意』と患者掲示板で注意喚起しています．

術前の検薬

● 抗血小板薬や経口血糖降下薬などは，術前に休薬が必要な内服薬です．周術期外来患者の約7割が定期内服薬を服用している患者でした．定期内服のある患者については，周術期外来を通して担当薬剤師に依頼し検薬を行っています．検薬ではお薬手帳と実際の内服薬を持参してもらい，内服状況の確認も行っています．他院から処方されている内服薬を院内の電子カルテに情報として取り込むことも行っています．この作業が重複処方や相互作用のある薬剤のチェックなど，医療安全面でも役立っています．

医療ソーシャルワーカー（MSW）による術前オリエンテーション

● 周術期外来では，担当のMSWが術前オリエンテーションを実施しています．おもなオリエンテーションの内容は，高額療養費制度についてです．高額療養費制度は年齢や所得，加入している健康保険組合によって制度が異なります．また加入している生命保険についても受けられる給付制度があるので，確認をしています．患者本人やご家族で経済的な悩みや相談があれば，周術期外来担当のMSWから病棟担当のMSWへの引き継ぎを行っています．家族関係や退院後の療養環境についても，MSWが広くカバーしています．

おわりに

● 手術目的に不安を抱え入院してくる患者や家族が安心して入院し，手術を受け，合併症を起こさずに安全に退院できるために，欧州など国外ではすでに周術期センターとして取り組んでいる施設も多く，わが国でも一部の大学病院で行われています．平成30年の診療報酬で入退院支援加算が新設されました．今後さらに周術期管理が充実していくことを期待しています．

Ⅱ. 術前ケア

術前検査
～何のため？ どこを見る？ 検査の目的と周術期の注意点～

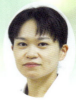

奈良県立医科大学
麻酔・ペインクリニック科/周術期管理センター　西村 友美
にしむら ともみ

エビデンス&臨床知

エビデンス
- ☑ 個々の患者に応じた適切な術前検査を選択することが望ましい．
- ☑ 問診や検査でラテックスアレルギーが疑われるときは，ラテックスフリー対策をとる．

臨床知
- ☑ 検査結果のみにとらわれず，他の情報から本当に異常があるか判断する．
- ☑ 呼吸機能検査では，数値だけでなくフローボリューム曲線にも注目すると，原因により違いがわかる．
- ☑ 周術期管理チーム全体で患者情報を共有することが，医療安全上非常に重要である．

はじめに：術前検査の目的

- 術前検査は，患者の全身状態を把握してより安全な周術期管理をめざすために行うものです．しかし，何といっても問診による病歴聴取，身体所見，術式から周術期の危険因子を予測することが重要です．それを基に術前検査を行って[1]，総合的に術前評価することが合併症の減少につながります．
- 追加検査は，その結果によって周術期管理や麻酔方法が変更になる，本来予定されていた手術を延期して新たに発見された疾患の治療を優先させる必要があるなど，影響が出る場合にのみ行います．不必要な追加検査は患者の精神的・身体的な負担や医療費増大などの問題があるため，適切に判断しなければなりません．

[1] Wijeysundera DN et al : Preoperative Evaluation. "Miller's Anesthesia 8th edition" Miller RD. Philadelphia : Saunders, 1085-155, 2014

著者プロフィール（西村友美）
1999年 奈良県立医科大学医学部卒業, 同年 奈良県立医科大学麻酔科学教室, 2002年 ベルランド総合病院, 2005年 奈良県立医科大学麻酔科学教室
麻酔科専門医
奈良県立医科大学附属病院では2014年に周術期管理センターを設置しました．多職種が患者さんに関わって，安全で質の高い周術期医療をめざしています．

臨床知 1　検査結果のみにとらわれない

たとえば血液検査の基準値は，健常者の95％が含まれる値で決められており，健康な人でも5％は異常値が出ることになります．また検査結果には偽陽性（疾患がないのに検査で陽性となること）や偽陰性（疾患があるのに検査で陰性となること）があります．検査結果のみにとらわれることなく，他の患者情報から本当に異常があるかを判断する必要があります．

エビデンス 1　個々の患者に応じた検査を選択する

海外では，術前検査は適応や目的に合わせて行われるべきであり，ルーチン検査は推奨しないとされています[2][3]．低リスク手術（外来手術[4]や白内障手術[5]など）でのルーチンの術前検査は必要なく[6]，周術期アウトカムを改善しないことが報告されています．

わが国では術前検査に関するガイドラインがなく，過剰に術前検査が実施されている可能性があります[7]．十分な問診や身体所見から，個々の患者に応じた適切な術前検査を選択することが望ましいと考えられます．

---

[2] American Society of Anesthesiologists Task Force：Practice Advisory for Preanesthesia Evaluation. Anesthesiology 116：522-38, 2012

[3] National Institute for Health and Care Excellence：Preoperative Tests (Update)：Routine Preoperative Tests for Elective Surgery, 2016 https://www.nice.org.uk/guidance/ng45（2019.2.3参照）

[4] Chung F et al：Elimination of preoperative testing in ambulatory surgery. Anesth Analg 108：467-75, 2009
（エビデンスレベルⅡ）

[5] Schein OD et al：The value of routine preoperative medical testing before cataract surgery. Study of Medical Testing for Cataract Surgery. N Engl J Med 342：168-75, 2000
（エビデンスレベルⅡ）

[6] Fleisher LA et al：2014 ACC/AHA guideline on perioperative cardiovascular evaluation and management of patients undergoing noncardiac surgery：a report of the American College of Cardiology/American Heart Association Task Force on practice guidelines. J Am Coll Cardiol 64：e77-137, 2014

[7] 米倉 寛 他：本邦での術前検査の現状．臨床麻酔 42：687-93, 2018

術前検査

- 血液検査（血算・生化学・凝固・感染症・血液型），尿検査，12誘導心電図，胸部X線写真，呼吸機能検査があります．

血液検査

1．血算・生化学検査・凝固検査

- 血算について 表1 に，おもな生化学検査について 表2 に，凝固検査について 表3 に，それぞれ値が変化する原因と注意点をまとめました．

2．感染症検査

- 梅毒血清反応，B型肝炎表面抗原（hepatitis B surface antigen：HBs抗原），C型肝炎ウイルス抗体（hepatitis C virus antibody：HCV抗体），ヒト免疫不全ウイルス抗体（human immunodeficiency virus：HIV抗体）の検査を行います．医療従事者が感染

表1 血算

項目	結果	原因	注意点
ヘモグロビン（Hb） ヘマトクリット（Hct）	減少	●進行性の出血，血液疾患，腎不全 ●通常 Hb が 7〜8 g/dL 程度あれば差し支えないが，心血管合併症患者や高齢者では 10 g/dL 程度が望ましい	●原因検索を行い，術式によっては輸血の準備
	増加	●真性多血症か二次性多血症（脱水や心肺疾患によるものなど）か検索	●脱水すると血栓症の危険があり，周術期の体液管理に注意
白血球数	減少	●血液疾患や化学療法など	●易感染性となっているため，周術期感染予防に注意
	増加	●感染症や炎症，白血病など	●原疾患の治療を優先する場合がある
血小板数	減少	●肝硬変，化学療法，血液疾患，薬剤性障害，播種性血管内凝固（disseminated intravascular coagulation：DIC）など	●5 万/μL 未満の場合，術式によっては血小板輸血を考慮 ●硬膜外および脊髄くも膜下穿刺では血腫のリスクがあるため，10 万/μL 以上であることが望ましく，8 万/μL 未満での硬膜外穿刺，5 万/μL 未満での脊髄くも膜下穿刺は推奨されていない[8]

表2 生化学検査

項目	結果	原因	注意点
総蛋白（TP） アルブミン（Alb）	減少	●栄養障害，肝機能障害によるアルブミン合成能低下，腎機能障害によるアルブミン喪失など	
アスパラギン酸アミノトランスフェラーゼ（AST）	上昇	●肝障害，心筋梗塞，骨格筋障害など	●AST のみの上昇なら，肝臓以外の障害が疑われる ●AST/ALT 比は，肝障害の病態鑑別に用いられる
アラニンアミノトランスフェラーゼ（ALT）	上昇	●肝障害	
直接ビリルビン	上昇	●肝炎，胆道閉塞，うっ滞など	●肝機能障害の指標として用いられる Child-Pugh 分類では，総ビリルビンが使用され，肝機能障害が重症であるほど周術期合併症のリスクが高くなる
間接ビリルビン	上昇	●溶血性貧血，体質性黄疸，肝不全など	
総ビリルビン	上昇	●直接ビリルビンと間接ビリルビンの和	
γ-GTP	上昇	●アルコール性肝障害，脂肪肝	
クレアチンホスホキナーゼ（CK）	上昇	●心筋梗塞などの心疾患，神経筋疾患 ●運動後にも一過性に上昇	●悪性高熱を発症すれば上昇するが，安静時 CK 値と悪性高熱素因の関連性については明らかなエビデンスはない[9]
血中尿素窒素（BUN），血清クレアチニン（Cr）	上昇	●腎機能障害で排泄が障害される	●CKD の重症度が高いと周術期の急性腎障害（acute kidney injury：AKI）のリスクが高く，予後に影響する[10]．
推算糸球体濾過量（eGFR）	低下	●Cr，年齢，性別から計算され，慢性腎臓病（chronic kidney disease：CKD）の重症度分類に用いられる	
ナトリウム（Na）	低下	●下痢や嘔吐，副腎皮質機能不全など	●意識障害やけいれんを起こすことがあるので補正を考慮
	上昇	●脱水や尿崩症など	●補正を考慮

カリウム（K）	減少	●下痢や利尿薬投与など	●筋力低下や心電図異常がみられる
	上昇	●腎不全など	●心電図異常を起こし致死的不整脈に至ることがあるため補正が必要
血糖値	上昇	●血糖コントロールが不良だと周術期合併症が増加 ●血管手術での心合併症の増加や，整形外科手術での感染症との関連が示されている[11]	
D-ダイマー	上昇	●静脈血栓塞栓症（venous thromboembolism：VTE）の存在を示唆する指標 ●感染症，悪性腫瘍，手術後，外傷，高齢者などでも上昇するため偽陽性を示すことが多いが，D-ダイマーが基準値以下であればVTEの存在を除外することができる[12]	

表3 凝固検査

項　目	結果	原　因	注意点
プロトロンビン時間 （prothrombin time：PT）	延長	●ワルファリン内服，外因系凝固因子異常，肝機能障害など	●手術にともなう出血リスクが高くなる ●血腫による神経障害のリスクがあるため，硬膜外・脊髄くも膜下穿刺はしない
活性化部分トロンボプラスチン時間（activated partial thromboplastin time：APTT）	延長	●ヘパリン投与，内因系凝固因子異常，肝機能障害など	

[8] 日本ペインクリニック学会・日本麻酔科学会・日本区域麻酔学会合同抗血栓療法中の区域麻酔・神経ブロックガイドライン作成ワーキンググループ：抗血栓療法中の区域麻酔・神経ブロックガイドライン
http://www.anesth.or.jp/guide/pdf/guideline_kouketsusen.pdf（2019.2.3 参照）

[9] 悪性高熱症患者の管理に関するガイドライン2016 —安全な麻酔管理のために—日本麻酔科学会安全委員会悪性高熱症WG 作成
http://www.anesth.or.jp/guide/pdf/guideline_akuseikounetsu.pdf（2019.2.3 参照）

[10] 西和田忠：腎機能障害."チーム医療による周術期管理まるわかり" 川口昌彦 他編. 羊土社, pp59-61, 2015

[11] Matthias B et al：The impact of preoperative testing for blood glucose concentration and haemoglobin A1c on mortality, changes in management and complications in noncardiac elective surgery. Eur J Anaesthesiol 32：152-9, 2015

[12] Keeling DM et al：The diagnosis of deep vein thrombosis in symptomatic outpatients and the potential for clinical assessment and D-dimer assays to reduce the need for diagnostic imaging. Br J Haematol 124：15-25, 2004

症陽性患者の血液・体液に曝露すると，医療従事者自身が肝炎やHIVに罹患する危険があります（いわゆる職業感染）．術前に感染症の有無が判明していれば，曝露したときに迅速な感染予防の対応を取ることができます．ただ，陰性であっても患者の血液・体液はすべて汚染物として扱い[13]，標準予防策を怠ってはなりません[14].

3. 血液型検査
●出血の可能性が否定できない場合は，ABO型とRhD型および不規則抗体スクリーニングを行います.

[13] 山口知紀 他：術前ルーチン検査　なくても麻酔，できるでしょ!?　LiSA 25：428-31, 2018

[14] 松田和久：医療従事者を守る対策：職業感染は予防が肝要. LiSA 20：454-7, 2013

尿検査

● 糖尿病，尿路感染症，泌尿器疾患で異常値を示すことがあります.

安静時 12 誘導心電図

● 不整脈，異常 Q 波，心肥大，ST 異常，QT 延長，脚ブロックなどに注意します[6]. とくに左脚ブロック，ST 低下や陰性 T 波，多源性または連発性心室性期外収縮，Mobitz Ⅱ型・Ⅲ度房室ブロック，洞不全症候群などでは，精査[15]や心疾患の治療を優先させる場合があります.

[15] 日本循環器学会 他：2012-2013 年度合同研究班報告 非心臓手術における合併心疾患の評価と管理に関するガイドライン（2014 年改訂版）http://www.j-circ.or.jp/guideline/pdf/JCS2014_kyo_h.pdf（2019.2.3 参照）

胸部 X 線写真 表4

● 聴診上の異常，慢性閉塞性肺疾患（chronic obstructive pulmonary disease：COPD），嚢胞性肺疾患，肺水腫，肺炎，肺・縦隔腫瘍，大動脈瘤・心肥大・肺高血圧などの心疾患などで有用です[1].

表4 胸部 X 線写真の確認ポイント

部 位	チェックポイント	疾 患
肺野	左右差 異常陰影	無気肺 肺炎 肺気腫 肺線維症 気胸 胸水
肺門	肺門部の陰影	肺水腫 肺うっ血 肺塞栓症
気管	気管偏位	頸部・縦隔腫瘍
横隔膜	肋骨横隔膜角 横隔膜挙上	胸水 無気肺
縦隔	異常陰影 偏位 心拡大	縦隔腫瘍 胸部大動脈瘤 気胸 心肥大 弁疾患 うっ血性心不全
胸郭 骨格		脊椎側彎 皮下気腫 骨折
人工物	位置の確認	気管チューブ 中心静脈カテーテル 胃管 ペースメーカー ドレーンなど

呼吸機能検査（スパイロメトリ）

● 最大吸気から最大呼気までゆっくり呼出した肺活量（vital capacity：VC）を，性・年齢・身長から算出した正常予測値と比較したものが％VC です．80％を切ると肺容量の減少（拘束性換気障害）が示唆され，肺炎，無気肺，肺線維症，肺切除後，筋力低下，腹部膨満，痛みなどでみられます.

● 最大吸気から最大呼気まで一気に呼出した数値が努力性肺活量（forced vital capacity：FVC），そのうち始めの 1 秒間の呼出量が 1 秒量（FEV_1：forced expiratory volume in one second）です．1 秒でどれだけ呼出できたかを示す 1 秒率（FEV_1％＝FEV_1/FVC）

が70％を切ると呼出障害（閉塞性換気障害）が示唆され，慢性閉塞性肺疾患（COPD），気管支喘息，気管・喉頭腫瘍などでみられます．ただ，重症化するとFVCも低下するため，FEV₁％だけでなくFEV₁が低下していないか確認します．また，肺切除術後の残存呼吸機能の評価やCOPDの病期分類には，性・年齢・身長から算出される予測1秒量に対するFEV₁との比率である対標準1秒量（％FEV₁）が用いられるため[16]，これもチェックするとよいでしょう．

- ％VC・FEV₁％いずれも低下している場合は，混合性換気障害といいます．

[16] 倉橋清泰：呼吸機能評価．"麻酔科医として必ず知っておきたい周術期の呼吸管理" 磯野史朗 編．羊土社，pp65-71，2017

臨床知 2　フローボリューム曲線

FVCを測定したときに記録されるフローボリューム曲線 図1 をみると，原因により違いが出ます．数値だけでなく曲線にも注目してみましょう．

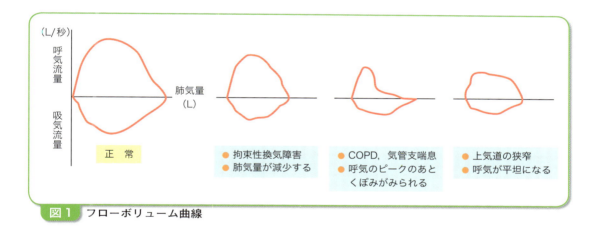

図1　フローボリューム曲線

追加検査

下肢静脈超音波検査

- D-ダイマーが基準値以上であり，活動性のがん，下肢の腫脹・圧痛，表在静脈の拡張，長期臥床など深部静脈血栓症（deep vein thrombosis：DVT）が疑われるときに行います．膝窩静脈より中枢のDVTの診断には造影CTが有用ですが，造影剤投与と被曝の問題があり，非侵襲的な下肢静脈超音波検査が第一選択となります[17]．

[17] 日本循環器学会 他：肺血栓塞栓症および深部静脈血栓症の診断，治療，予防に関するガイドライン（2017年改訂版）http://www.j-circ.or.jp/guideline/pdf/JCS2017_ito_h.pdf（2019.2.3 参照）

腹部 X 線写真

● 脊髄くも膜下穿刺や硬膜外穿刺をする場合，脊椎の変形がないか確認できます．

心エコー[15]

● 心機能評価，弁疾患の評価，肺動脈圧の推定，構造的異常の検出に有用です．安静時心エコーは心筋虚血の評価には適していないため，ドブタミンを投与して心筋酸素消費量を増加させ，壁運動の変化から心筋虚血を評価するドブタミン負荷心エコーを行うことがあります．

ホルター心電図

● 精査を要する不整脈や，胸痛・動悸・息切れ・失神などの症状がある場合に，24 時間心電図を記録します．

運動負荷心電図

● 心筋虚血と運動耐容能をみる検査です．階段昇降運動を行うマスター 2 階段，ベルト上を歩行するトレッドミル，ペダルをこぐエルゴメータがあります．下肢の疾患や腰痛などで負荷が不十分となったり，転倒の危険や，重症の心疾患では検査そのものが禁忌の場合もあります．

血液ガス分析

● 慢性呼吸不全，酸素療法や人工呼吸管理をしている場合に行うことがあります．低酸素血症や高二酸化炭素血症などのガス交換能や酸塩基平衡異常などをみます．酸素療法を受けている患者は PaO_2 の数値だけでは評価できないため，PaO_2 を吸入酸素濃度（FiO_2）で割った P/F 比を計算します．300 以下で酸素化障害があると判断します．動脈穿刺が必要で侵襲的な検査ですので，適応は絞るべきでしょう．

アレルギー検査

● 問診でアレルギーが疑われる場合，検査を行うことがあります 表5 ．

編集委員からの一口アドバイス

ラテックスとタンパク質の構造が似ている果物があり，同じような症状をひき起こすことがあります．メロン，マンゴー，パパイヤ，キウイ，アボカド，イチジクなどです．患者が「ラテックスアレルギー」という言葉は聞き慣れていない場合や，アレルギーを検査していない場合もあります．これらの果物を食べて症状が出たことはないかをあえて確認することも必要です．次ページのエビデンス「ラテックスアレルギー」で解説されているように，これらの果物のアレルギーをもっている患者には，ラテックスフリーの素材を使用することが安全です．

表5　アレルギー検査法

検査	特徴
特異IgE抗体	●血液検査で物質に特異的なIgEを調べる ●抗体価が陽性であっても，アレルギーを発症するとは限らない
プリックテスト	●即時型アレルギーに対する検査 ●皮膚にアレルゲンを滴下し，針で刺して発赤や膨疹を調べる
パッチテスト	●遅延型アレルギーの接触性皮膚炎に対する検査 ●金属，消毒薬を含めた外用薬，テープ，樹脂，ゴム製品など

（文献18より引用）

[18] 日本アレルギー学会：アレルギー検査方法の実際
https://www.jsaweb.jp/modules/stwn/index.php?content_id=18
（2019.2.3参照）

臨床知3　チームで情報を共有する

周術期は薬剤，血液製剤，膠質液など体内に注射する物質や，消毒薬，テープ，ラテックスなど皮膚に接触する物質を数多く使用します．患者にとっては初めて使用されるものもあり，アレルギーを完全に回避することは避けられません．しかし，ていねいな問診やカルテなどの患者情報からアレルギーを把握し，周術期管理チーム全体で情報を共有することが，医療安全上たいへん重要です[19]．

[19] 日本麻酔科学会・周術期管理チーム委員会 編：術前の検査．"周術期管理チームテキスト"．日本麻酔科学会，pp340-5，2016

エビデンス2

ラテックスアレルギー

周術期に携わる者として必ず知っておかなければならないのが，ラテックスアレルギーです．問診で，

・ゴム製品使用によるアレルギー症状
・果物や野菜，とくにアボカド，バナナ，栗，キウイ摂取後のアレルギー症状
・二分脊椎などの疾患で，くり返し医療処置を受けたことがある
・医療，介護従事者で，アトピー性皮膚炎があり，手湿疹の症状がある
・アナフィラキシーショックの既往

に該当する場合は[20]，ラテックスフリー対策を取ります．
術前にアレルギー検査を行うことについては，患者の負担，検査の感度，検査によるアレルギー発症の可能性などがあり，積極的な検査は行わずにラテックスフリー対策をとるほうが現実的かもしれません[21]．
近年はラテックスフリーの医療器具が充実してきました．シリコン製が多いですが，稀にシリコンアレルギーの報告もあり，周術期関連器具の材質を把握しておく必要があります[22]．

[20] 堤　美穂 他：術前の問診票でラテックスアレルギーが疑われた患者のアレルギー検査結果の集計．日本皮膚アレルギー・接触皮膚炎学会雑誌 11：39-44，2017
（エビデンスレベルⅣ）

[21] 齋藤珠恵 他：周術期ラテックスアレルギー予防対策の有用性―杏林大学医学部付属病院における対策とその効果―．麻酔 63：1034-8，2014
（エビデンスレベルⅣ）

[22] 大浦由香子 他：シリコンとラテックスアレルギーが疑われた患者の麻酔管理．日ラテックスアレルギー研究誌 12：50-2，2008
（エビデンスレベルⅤ）

コラム

安全管理
~コミュニケーションで患者の安全を守ろう~

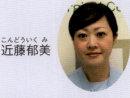

こんどういくみ
近藤郁美
東京大学医学部附属病院
手術部（手術看護認定看護師）
プロフィール115ページ参照.

はじめに

- 日本手術看護学会の『手術看護業務基準』では，手術室看護師の役割は周術期における患者の安全を守り，手術が円滑に遂行できるように専門的知識と技術を提供することにある[1]といわれています．また，WHO（世界保健機構）は『安全な手術のためのガイドライン2009』を発表し，手術に関わる医療従事者に，手術の安全と成功を確保する役割がある[2]としています．これらのことから，手術室看護師が他の医療従事者と協働して患者の安全を守ることは必須であるといえます．

[1] 日本手術看護学会 監："手術看護業務基準". 日本手術看護学会, 2017

[2] 日本麻酔科学会「WHO 安全な手術のためのガイドライン2009」
http://www.anesth.or.jp/guide/pdf/20150526guideline.pdf（2019.3 参照）

手術室に潜む危険

- 手術室では手術という侵襲の大きな治療を行うため，生命に直結する事故の危険があり，患者・手術部位誤認，体内異物遺残，薬剤投与まちがいなど，さまざまな危険が潜んでいます．
- 2017年，公益社団法人日本医療機能評価機構によると，医療事故報告は報告されているだけで4,095件，ヒヤリハット889,431件です[3]．これらの報告は氷山の一角であり，医療事故の可能性はいつ，どこにでもあるといえます．2017年に再発・類似事例として報告の多かった事例の上位に"体内にガーゼが残存した事例"，"左右を取り違えた事例"などが報告されています．

[3] 日本医療機能評価機構 医療事故防止事業部「医療事故情報収集等事業 2017年 年報」（2018年10月2日）
http://www.med-safe.jp/pdf/year_report_2017.pdf（2019.3 参照）

病理組織検査に提出するはずの組織を紛失した事例

耳鼻科で内視鏡下鼻腔腫瘍摘出術を受けたAさん．執刀医は厳しく，器械出し看護師のYさんは話しかけづらい執刀医をおそれていました．執刀医は内視鏡で鼻腔の5mm程度の微小な組織を採取しました．採取した際に，鑷子に付着していたため，器械出し看護師Yさんに「取って」と怒鳴るような強い口調でいい，Yさんは焦って鑷子をガーゼで拭いました．Yさんはガーゼで拭った組織が病理に提出するものなのかなと思いましたが，執刀医に聞くと，また怒鳴られるんじゃないかと思い確認できませんでした．Yさんは拭ったガーゼを器械台に置いていましたが，とくにマーキングなど印をしていな

かったため，使用した別のガーゼとともに廃棄してしまいました．手術終了後，採取した腫瘍がないことに，執刀医が気づき，病理組織検査に提出する組織がないことが発覚しました．

- この事例では何が問題になるでしょうか．医師は採取した微小の組織を「取って」といい，標本であることを伝えていません．また，器械出し看護師は病理に提出するものなのかもしれないと思いながらも，執刀医に確認できませんでした．ふだんから執刀医と良好なコミュニケーションがとれていなかったことで，確認すべきことも確認できない状況であったことに問題があると思います．

テクニカルスキルとノンテクニカルスキル

- 専門的な知識や技術のことをテクニカルスキルといい，手術室では術者の技量，麻酔科医の技量，看護師の技量といったことがそれに値します．ノンテクニカルスキルとはコミュニケーション，チームワーク，リーダーシップ，状況認識，意思決定などの総称です．安全な医療を提供するにはテクニカルスキルとノンテクニカルスキルの両方が不可欠です．

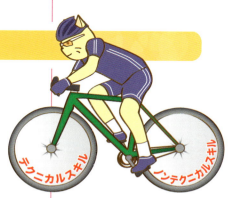

- どちらか一方ができていて一方ができていない状況では，安全な医療は提供できません．たとえば，先ほどの事例のように，手術がうまいといわれている医師が，チームワークは取れない，コミュニケーションが良好ではないといった状況はどうでしょうか．医療はチームで提供しているため，いくら技術が高くても，患者の安全は守れないでしょう．

4 日本医療機能評価機構 医療事故防止事業部「医療事故情報収集等事業 平成28年 年報」(2017年8月28日) http://www.med-safe.jp/pdf/year_report_2016.pdf（2019.3 参照）

ノンテクニカルスキルを向上させるには

- 医療事故の半数が，ノンテクニカルスキルが要因であるといわれています 図1 [4]．医療安全上，コミュニケーションが大切だということがこのことからわかります．ノンテクニカルスキルを向上するには，「①コミュニケーションに必要な要素は完全（重要事項は省略せず，関連したすべての要素を）」・「②明瞭（誤解の生じない形で）」・「③簡潔（簡潔な方法で）」・「④タイムリー（適切な時間に）」の4つが必要です．適切に相手に伝わるコミュニケーション方法を身につけることは，ノンテクニカルスキルの向上につながります．PREP法，ホールパート法，SBARなどのコミュニケーションツールを活用することは，伝わる話

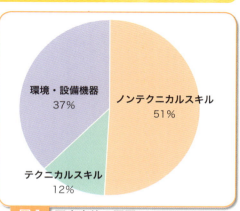

図1 医療事故の要因 （文献4を参照して作成）

し方のスキルを身につけるうえで有効です．

SBAR

- SBARとは確実に意見を伝えるコミュニケーションの手法の一つです．緊急性のある状況をいかに早く相手に伝え，適切な対処をしてもらうかはコミュニケーションにかかっています．SBARは緊急時のコミュニケーションツールとして活用されています．SBARとは以下4つの単語の頭文字をとっています．

> ① Situation 状況：患者に何が起こっているか
> ② Background 背景：患者の臨床背景
> ③ Assessment 分析・評価：問題に対する自分の考え
> ④ Recommendation 提案：問題に対する自分の提案．

- SBARの順で相手に伝えていきます 図2 ．

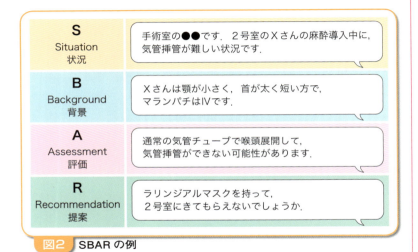

図2 SBARの例

KYT（危険予知トレーニング）

- 安全対策を考えるうえでKYT（危険予知トレーニング）を行うことがあります．リスク・危険を予知・予測できるように，危険に対する感性を高めていくことが重要です．KYTの効果としては，①危険を予測する能力が向上する，②危険を回避するための問題解決能力が，③具体的な対策案を出すことで実践につながる，④チームで実践への意欲を強める，⑤職場の安全風土が向上する，が挙げられます．
- 医療事故，インシデントやヒヤリハットが起きる前にKYTを行うことや，問題が起こった後の振り返りのツールとしてKYTを活用することができます．当事者や発見者，各世代の看護師何人かで集まり，事例を共有した後に4ラウンド法で対策を見いだします 表1 ．

表1 対策を見いだすための4ラウンド法（KYT）

第1ラウンド 状況把握	何が問題だったか 問題の起こった要因をいくつか抽出する
第2ラウンド 本質追求	これが問題のポイントだ 第1ラウンドの要因のなかでもっとも重要だと思われるものを挙げる
第3ラウンド 対策	あなたならどうする？ 第2ラウンドで抽出した問題の要因を解決するにはどうしたらよいか，具体策を考える
第4ラウンド 目標設定	私たちはこうする！ 第3ラウンドの具体策のうち実践するため重点目標を考える

安全な手術医療の提供のために

- 安全対策を講じていても，人間はまちがえる生きものです．人間が関わるかぎり，医療事故やインシデントはなくなることはないと思います．しかし，それらが起こってしまったときに，医療者は次に起こらないようにどうするか対策を考え，医療事故を少なくする義務があります．対策を考えるにあたっては，現場で明日からできる対策が重要ではないでしょうか．手術はチームで医療や看護を提供する必要があります．お互いの顔が見える環境，職場づくりを行い，コミュニケーションを円滑にすることが，患者の安全を守ることに密に関わっています．挨拶ひとつがコミュニケーションを円滑にし，患者の安全につながると思います．

参考文献

1) 日本手術医学会 手術医療の実践ガイドライン改訂委員会 編：手術医療の実践ガイドライン（改訂版）．手術医学 34（Suppl）：S1-S150, 2013
2) 日本麻酔科学会・周術期管理チーム委員会 編："周術期管理チームテキスト 第3版"．日本麻酔科学会，2016

編集委員からの一口アドバイス

コミュニケーション不足による医療事故は防ごうと思えば防ぐことができたエラーですから，とても残念です．SBAR は医師への報告のツールですが，そもそも報告や確認をためらうような関係性であることが問題です．強い口調，威圧的な態度，笑顔がないなどは，自分を受け入れてもらえない印象を与え，「怖さ」につながる可能性があります．今回の事例は医師と看護師のコミュニケーションエラーですが，これは看護師同士や患者と看護師でも起こりえます．相手に「言いづらい」ことには目が向きますが，もしかしたら自分も相手から「言いづらい」関係性になっているかもしれませんから，お互いに意図的に歩み寄る姿勢が大事なのです．普段からオヤジギャグの一つでも言って，話しかけやすい関係性を築いておきたいですね．

好評発売中！

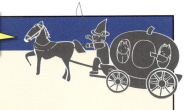

問題解決にこの2冊！

マネジメントを始めるようになったら読む本

ISBN978-4-88378-652-7
B5判　158頁
定価（本体2,700円＋税）

現場ナースの目線による 超 実践本

編著　公立陶生病院 看護師長　濱本 実也

他執筆者　吹田奈津子
　　　　　植村　佳絵
　　　　　山本　明美
　　　　　八木橋智子
　　　　　卯野木　健
　　　　　井上　博行

日々の難題に途方にくれているあなたのためのスタートアップ＆トラブルシューティングマニュアル！

執筆者は現役師長と社労士！
座学だけでは学べない臨床に即した内容です

看護現場ですぐに役立つ
ファシリテーションの秘訣
―カンファレンス，グループワーク，日常コミュニケーションの現状改善のために―

ISBN978-4-88378-655-8
B5判　122頁
定価（本体2,400円＋税）

著　國澤尚子
　　大塚眞理子

ファシリテーションは看護の現場で起こる問題・課題を改善する切り札です！

- ▶ 会議，カンファレンスの雰囲気が活性化されます！
- ▶ グループワークがよりスムーズに遂行されるようになります！
- ▶ 多職種との連携，患者・家族とのコミュニケーション力が向上します！

事例から具体的な場面を想像しながら
ファシリテーションを学べます！

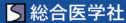 総合医学社
〒101-0061　東京都千代田区神田三崎町1－1－4
TEL 03(3219)2920　FAX 03(3219)0410　http://www.sogo-igaku.co.jp

Ⅲ. 術後ケア

○ **麻酔・手術にともなう呼吸状態の変化**
〜患者の呼吸能力を適切に評価することが大切！〜　　　　87

○ **麻酔・手術にともなう循環動態の変化**
〜手術侵襲の理解と循環血液量について〜　　　　92

○ **麻酔・手術にともなう体温の変化**
〜「発熱したら冷罨法！」は，もうやめよう〜　　　　100

○ **麻酔・手術にともなう血栓症**
〜術前からしっかりリスク評価，血栓症を予防しよう〜　　　　106

○ **手術体位による生体への影響**
〜手術体位による患者の合併症を予防しよう！〜　　　　115

○ **術後痛へのケア**（術後の痛み管理チーム：Acute Pain Service：APS）
〜早期離床をめざした APS チーム〜　　　　124

○ **PONV**（postoperative nausea and vomiting：術後悪心・嘔吐）**へのケア**
〜術後は気持ち悪くなりたくない‼ 予防できるか PONV 〜　　　　130

○ **術後せん妄**
〜せん妄を理解し，今日から術後ケアを変えてみよう！〜　　　　138

○ **術後輸液管理**
〜結局，輸液管理はどうなってるの？〜　　　　145

○ **周術期における手術後のリハビリテーションの概要**
〜術後のリハビリテーションはなぜ行うの？〜　　　　153

○ **ドレーン管理**
〜ドレーンを活かすのは看護師のケアと観察！〜　　　　161

○ **術後創管理と感染予防**
〜創管理は全身と局所のアセスメントで SSI を予防しよう〜　　　　168

○ **術後訪問**（手術室から一般病棟）
〜手術看護師が病棟に訪問する理由〜　　　　177

○ **術後訪問**（ICU から一般病棟）
〜患者に ICU の看護と，どんな体験をしたのか聞いてみよう！〜　　　　183

好評発売中！

▷ 初心者から中級者まで、知識の整理に役立つ好評書！
▷ オールカラー、各項目見開き2ページのQ&Aで、ぐんぐん理解できる！

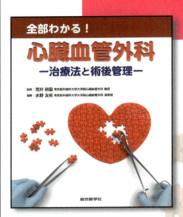

全部わかる！
心臓血管外科
―治療法と術後管理―

監修：荒井 裕国（東京医科歯科大学大学院心臓血管外科 教授）
編集：水野 友裕（東京医科歯科大学大学院心臓血管外科 准教授）

ISBN978-4-88378-645-9
200ページ／AB判
定価（本体2,800円＋税）

心臓血管外科は幅広い知識が必要とされる分野です。診断、治療、最新の術式はもちろん、知っておきたい術前術後の管理・ケアまで一冊で学ぶことができます。

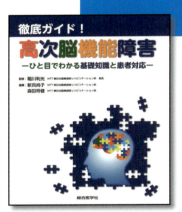

徹底ガイド！
高次脳機能障害
―ひと目でわかる基礎知識と患者対応―

監修：稲川 利光（NTT東日本関東病院リハビリテーション科 部長）
編集：新貝 尚子（NTT東日本関東病院リハビリテーション科）
　　　森田 将健（NTT東日本関東病院リハビリテーション科）

ISBN978-4-88378-644-2
184ページ／AB判
定価（本体2,600円＋税）

高次脳機能障害のほぼすべてを網羅し、それぞれの診断、治療、リハビリテーション、患者対応まで、この1冊で学べます。すべての医療従事者必携の書！

S 総合医学社　〒101-0061　東京都千代田区神田三崎町1-1-4
TEL 03(3219)2920　FAX 03(3219)0410　http://www.sogo-igaku.co.jp

Ⅲ. 術後ケア

麻酔・手術にともなう 呼吸状態の変化
～患者の呼吸能力を適切に評価することが大切！～

国際医療福祉大学成田病院 準備事務局
（集中ケア認定看護師，米国呼吸療法士）　戎　初代（えびす　はつよ）

エビデンス＆臨床知

エビデンス

☑ 胸部や上腹部の手術では，機能的残気量や肺活量に影響がある．

☑ 呼吸器疾患の既往歴，手術歴，喫煙歴は，術後呼吸器合併症のリスクとなる．

臨床知

☑ 人工呼吸器を使用していた場合，モードにかかわらず自発呼吸の出現と覚醒状態を確認することが重要．

☑ 抜管に向けて，気道保護が患者自身でできるか確認が必要．

☑ 患者の「声」を経過を追って聞くことで，気道狭窄の有無を確認できる．

☑ 深呼吸によって肺を広げることは，合併症の発生リスク低下につながる．

☑ 術前に使用していた吸入薬がある場合，術後に患者自身で吸入できるか確認し，場合によっては他の手段を検討する．

☑ 術後，分泌物が多いと患者を疲労させてしまう可能性がある．

人工呼吸器が必要となる3つの状態から麻酔の影響を考える

● 手術後に人工呼吸器が必要になる状態として挙げられるのは，
　　①麻酔から覚醒しておらず無呼吸もしくは呼吸が弱すぎる場合
　　②術後に心肺機能になんらかのストレスがかかっている場合
　　③呼吸器疾患の既往がある場合
　です[1][2]．

● 無呼吸の場合は，当たり前に人工呼吸が必要になるのは理解しやすいですね．自発呼吸が弱すぎる場合は，換気自体が効率よく行えないため，酸素を取り込むことが難しいだけでなく，二酸化炭素の排泄にも影響してしまいます．酸素運搬能を考えると，心肺機能に何らかの問題がある場合，全身に酸素を運搬することに影響があることがさらに呼吸に負荷を生じさせることになります．

[1] Hess DR et al："Essentials of Mechanical ventilation third edition". McGraw-Hill Education / Medical, 2014

[2] Tobin MJ："Principles and practice of Mechanical Ventiltion, Third Edition". McGraw-Hill Professional, 2012

著者プロフィール（戎　初代）

国立中津病院附属看護学校，聖徳大学 文学部 英米文化学科，Boise State University Department of Respiratory Care（米国 アイダホ州），東京ベイ・浦安市川医療センターを経て，2019年4月より．国際医療福祉大学成田病院 準備事務局
米国呼吸療法士（アメリカ国家資格）取得，集中ケア認定看護師2回目更新

そして，もともとの呼吸機能が年齢相応でない場合，予備力が少ないことが影響して呼吸状態を悪化させることにもなりえます．
- 手術中の麻酔に関して使用される薬剤は，通常であれば自己調節ができる呼吸中枢の働きをなくすもしくは鈍くさせることになりますので，上記3つの事柄に影響してくることは理解できると思います．

未覚醒のまま帰室した患者の呼吸管理

- 患者が麻酔から未覚醒のまま病室に帰ってくる場合は，人工呼吸器の準備が必要になります．その管理には，患者が覚醒してくるまでの間に，医原性の低換気・過換気を作ることなく換気と酸素化のサポートを行うことが必要になります．
- 人工呼吸器のモードとしては，スタンダードにA/C① を使う場合や，最近の機種に搭載されているMMV②，Smart Care®，ASV®③などを使用する場合もあります．

① A/C：
Assist Control

② MMV：
Mandatory Minute Ventilation

③ ASV：
Adaptive Support Ventilation

臨床知1　自発呼吸の出現と覚醒状態の確認は最優先

未覚醒が原因で術後に人工呼吸器を使用した場合には，どんなモードであっても注目して確認すべきは，患者の自発呼吸の出現と程度，そして覚醒状態です．A/Cを使用していた場合で，患者の自発呼吸が確認でき覚醒も安定したときには，SBTを行うことになります．米国で心臓血管外科の術後患者管理に携わったときには，MMVというモードを使用して人工呼吸管理を行っており，4時間程度で覚醒とともに自発呼吸が確認できるため，抜管可能か否かの評価を行ったうえで抜管を行っていました．

臨床知2　気道保護が患者自身で可能か確認する

術後も人工呼吸器が必要となる患者で，覚醒にともない自発呼吸がしっかり確認できるかということも重要ですが，抜管のために気道保護が自分でできる状態かということも確認が必要になります．気道保護が可能か否かは，指示どおりに呼吸ができることや咳嗽ができることとその強さで評価することになります．

- また，抜管前には，麻酔記録で挿管困難症例でなかったかも確認しておきます．なぜなら，抜管後に万が一再挿管となった場合の

ために，準備とイメージをしておくためです．私が留学中に経験した病院のケースでは，挿管困難症例で再挿管が必要になった場合，集中治療医ではなく麻酔科医（もしくは麻酔看護師）を呼ぶことが決まっていたという背景もあるからです．日本の場合だと，再挿管セットの準備とDAMカートを準備することが看護師の役割となるでしょう．

抜管後に帰室した患者の呼吸管理

● すでに抜管して帰室した患者においては，覚醒状況と分泌物の状況を確認しつつ，痛みの調整を行いながら深呼吸を行えることを確認しましょう．

臨床知 3　患者の「声」の質を聞いておこう

半覚醒の状況だと，患者に声をかけるのを躊躇することもあるかもしれませんが，患者の「声」の質を聞いておくことで，発声の状況から気道狭窄の状況を確認できることにもなります．そのため，経過を追って「声」を確認しておくことも大切です．

肺を広げるケア

エビデンス 1　胸部手術における患者の状態変化

胸部（肺，心臓）の手術の場合，機能的残気量が低下し，上腹部の手術の場合，肺活量が低下することがわかっています[3～5]．これは，手術や麻酔により横隔膜の形状の変化や胸郭と横隔膜の動きが変化すること，血液分布が変わることで末梢から胸腔への血液量が増加することが影響しています[2]．この手術中の状態変化が，手術後の無気肺や肺炎といった合併症につながっていく可能性も少なからずあります．

● 術後に人工呼吸器を使用する場合は，高めのPEEPを使用することで術中の影響を少なくすることも行われています．麻酔や手術が生体に及ぼす影響をふまえると，術後に人工呼吸器を使用していても抜管していても，共通して必要なのは，肺を広げるようなケアを行うことでしょう．

[3] Tusman G et al：Atelectasis and perioperative pulmonary complications in high-risk patients. Curr Opin Anaesthesiol 25(1)：1-10, 2012

[4] Severgnini P et al：Protective mechanical ventilation during general anesthesia for open abdominal surgery improves postoperative pulmonary function. Anesthesiology 118(6)：1307-21, 2013

[5] Hemmes SN et al：Intraoperative ventilatory strategies to prevent postoperative pulmonary complications：a meta-analysis. Curr Opin Anaesthesiol 26(2)：126-33, 2013

臨床知 4　深呼吸で合併症リスクを下げる

道具を使わず，患者自身がもっている機能を利用して肺を広げる唯一の方法があり，それが「深呼吸」です．人工呼吸器を使用していて，自発呼吸が優位になったときには，深呼吸ができる設定へ変更することで，抜管までの間に何度か深呼吸を促すことができるでしょう．抜管して帰室した状態であれば，覚醒の確認で声をかけたときに，「深呼吸できますか」と促して行ってもらうことです．米国での経験では，抜管後の患者にはボリューム型のインセンティブスパイロメトリを使い，患者自身で自己管理できるように促すことを行っていました．道具がなくても，私たち看護師の声かけ一つ，そのタイミングしだいで，術後の呼吸器合併症発生の可能性を最小限にできると，私は考えています．

合併症リスクが高い患者の管理

エビデンス2　呼吸器合併症のリスク因子

もともと呼吸器疾患がある場合や喫煙者の場合，本人自身も術後の分泌物に悩まされているケースも多くみられます．呼吸器疾患の既往歴，手術歴や喫煙歴がある場合，術後の呼吸器合併症を起こす要因にもなっています[5~7]．

[6] Miskovic A et al：Postoperative pulmonary complications. Br J Anaesth 118(3)：317-334, 2017

[7] Numata T et al：Risk factors of postoperative pulmonary complications in patients with asthma and COPD. BMC Pulm Med 18(1)：4, 2018

- COPDや喘息の既往がある患者で，手術後に人工呼吸器を使用する場合には，自発呼吸が出現したときにはauto-PEEPがないか，wheezeなどの副雑音の所見はないかを確認していく必要があります．術前の喫煙や病態のコントロールができていない場合（緊急手術のケースはとくに）は，術後の通常管理に加え，病態のコントロールを行わなくてはならず，抜管ができるまでに時間を要する場合があります．COPDの場合でも，分泌物の問題がなく覚醒が良好であれば，呼吸仕事量の問題に対しては抜管後すぐにNPPVに移行する方法もあります．

臨床知 5　術前に使用していた吸入薬を再開する

術後に人工呼吸器をすぐに離脱できないような状況や，無事に抜管できたケースであっても，術前

に使用していた吸入薬があれば，それは術後から使用が再開されることが一般的です．再開を忘れると，呼吸器疾患の病態に影響する可能性があります．患者自身で吸入が術前と同じようにできているのか，投与方法を一時的に再検討しなくてはならないのかを確認することが重要です．

- 呼吸器疾患の既往や喫煙者で，術後にいちばんの問題になるのは，分泌物かもしれません．分泌物の多さは，抜管の評価の一つになります．そのため，看護師がどのような評価の仕方をするかで，抜管のタイミングに影響が出てしまいます．術後に人工呼吸器を使用するケースでは，あきらかに分泌物が多い場合（1〜2時間ごとに吸引が必要で，吸引量も多いケース）で，抜管後あきらかに疲労を起こして呼吸状態を悪化させることが考えられる場合は，抜管は保留にすることもあるでしょう．吸引の回数や1回の分泌物の量の変化がどの程度なのかを，トレンドで判断できることが，抜管を考慮するときに必要になります．

編集委員からの一口アドバイス

術式によって分泌物の喀出が困難になることがあります．大動脈瘤手術や甲状腺手術，食道手術など，反回神経が近くにある部位の手術は，神経損傷により反回神経麻痺を合併しやすくなります．反回神経周辺の手術のときは，嚥下機能を評価していくことも重要です．

臨床知 6　分泌物が排出できない状況を見逃さない

人工呼吸器を使用していないケースでは，分泌物があるのに患者自身で出せない状況でないのかをよく観察する必要があります．また，頻繁に分泌物を排出することで疲労が起こってきていないかを，呼吸パターンや自覚症状から確認していきましょう．

参考文献

1) 兵頭正義："麻酔科学 第10版"．金芳堂, 2001
2) 弓削孟文："イラストで学ぶ麻酔看護"．メディカ出版, 2001
3) 釘宮豊城 監："麻酔の基礎知識と周術期ケア―全身麻酔・領域麻酔の実際と術前・術中の患者管理"．医学芸術社, 2002
4) 小谷 透："ICUナースのための循環＆呼吸管理と術前・術後ケア"．メディカ出版, d2012

Ⅲ．術後ケア

麻酔・手術にともなう循環動態の変化
～手術侵襲の理解と循環血液量について～

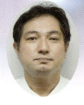

武蔵野赤十字病院 手術センター
（看護係長，手術看護認定看護師） 野﨑 信司（のざき しんじ）

エビデンス＆臨床知

エビデンス
- ☑ 周術期貧血のトリガー値はHb値7～8 g/dL．
- ☑ 術後合併症は術後1～3日の間に発症するのがほとんどである．

臨床知
- ☑ 局所麻酔の手術では，低酸素症状の有無を確認することが重要．
- ☑ 術後の低血圧は循環血液量の減少がおもな原因である．循環血液量が満たされているか確認するためのアセスメントが必要．

循環生理の基本

- 心臓は，血管の抵抗に打ち克って血液を送り出すポンプです．その機能は以下の4つの因子と2つの調整機能により規定されます．

心臓の4つの因子

1．前負荷
- 拡張期の心室容積のことをいいます．静脈系から戻ってくる量（venous return）です．

2．後負荷（血管抵抗）
- 左心室が収縮し血液を駆出する際の抵抗をいいます．

3．心筋収縮力
- 前負荷に対するポンプ機能です．心筋収縮力が増加すると左心室の血液駆出量は増加します．心筋細胞のカルシウムイオンの増加が関与します[①]．

① カテコラミン・Ca^{2+}イオンは収縮を増加させる．

4．心拍数（HR）
- 心拍出量（CO）＝ 一回拍出量（SV）× 心拍数

著者プロフィール（野﨑信司）
都立看護専門学校卒業後，武蔵野赤十字病院入職
2017年 手術看護認定看護師資格取得
患者にとって手術という不安を少しでも軽減し，少しでも安心感が持てるような手術環境づくりに努めています．

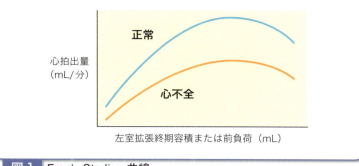

図1 Frank-Starling 曲線

心臓の調節機能

1. Frank-Starling の法則による調節 図1
- 拡張末期容量は心臓の収縮開始直前の心室容量です．心室は，生理的には，拡張して得た容量に比例した血液量を抽出します．拡張された心室は，その分の血液を拍出することができます．しかし一定の限界に近づくと，一回拍出量の増加がみられなくなります．

2. 交感神経による調節
- 交感神経が緊張すると，心収縮力増加・血管抵抗増加し，静脈の容量を調節します．静脈容量の減少は，静脈還流を増加させ，さらに心収縮力の増加とともに心拍出量も増加します．血管抵抗（血管収縮など）が増加することで，血圧が上昇することになります．

麻酔と循環変動

- 麻酔は手術侵襲から生体を防御することを目的としています．しかし麻酔自体も侵襲的な面をもっています．

麻酔方法による循環変動

1. 全身麻酔
- 全身麻酔では，交感神経を遮断することで，静脈の拡張から静脈還流量が低下し，心拍出量低下による血圧低下が起こります．セボフルランなどの吸入麻酔薬は心収縮力を低下させます．また動脈の拡張作用から，血管抵抗が低下するため，血圧が低下します．

2. 脊髄くも膜下麻酔
- くも膜下腔に投与された局所麻酔薬は，脊髄神経根の神経線維を遮断します．遮断される順序は交感神経，冷覚，温覚，痛覚，触覚，運動神経の順に起こり，効果の消失は逆となります．
- 運動神経遮断よりも，交感神経の遮断範囲は広範囲で，交感神経

遮断により血管拡張と，それによる血圧低下が起こります．上位
まで（Th4 以上）遮断されると，交感神経心臓枝の遮断により徐
脈となります[1].

[1] 日本麻酔科学会・周術期管理チーム
プロジェクト 編："周術期管理チームテキス
ト（第 2 版）"．日本麻酔科学会, pp
221-5, 2011

麻酔に関連する循環変動要因

1. アナフィラキシー

● 周術期に投与される薬剤や輸血，血液製剤，またラテックス製品
の使用により，アナフィラキシーショックが起こることがありま
す．抗菌薬によるものが多いといわれていますが，筋弛緩拮抗薬
（スガマデクスナトリウム）によるものも報告されています．

2. 敗血症性ショック

● イレウス・消化管穿孔・重症感染症患者では，敗血症性ショック
に陥ることがあります．

3. 不整脈

● 揮発性麻酔薬にはそれ自身に不整脈誘発作用があり，心筋のアド
レナリン感受性を亢進させます．手術の痛みによる交感神経活動
の増加や止血目的のアドレナリン投与によって上室性，心室性期
外収縮が起こりやすいといわれています．

● 一方で，手術操作や麻酔関連薬剤によって副交感神経系が刺激さ
れると，房室ブロックや，脚ブロックが発生しやすくなるといわ
れています．

手術侵襲による循環動態への影響

心拍数増加

● 交感神経末端から分泌されるノルアドレナリンと，副腎より放出
されたアドレナリンの β_1 受容体刺激細胞が，洞房結節細胞に作
用することで心拍数の増加をきたします．

血管収縮

● 交感神経末端から分泌されたノルアドレナリンの α 作用や，内分
泌反応として血液中に増加したアンジオテンシン II は血管平滑筋
（腎臓・皮膚・内臓血管）を収縮します．全身的な動脈の収縮は，
血管抵抗の上昇をもたらして血圧が上昇します（後負荷）.

心収縮力の増加

● 心筋細胞の β_1 受容体が刺激されると，心収縮性が強まります．

循環血液量の増加

- レニン-アンジオテンシン-アルドステロン系の賦活化によってADH（抗利尿ホルモン）が上昇し，尿量が減少．その結果，循環血液量が増加します．

心拍出量の増加

- 以上の作用により，心拍出量が増加します．

手術操作に関連する循環変化

迷走神経反射

- 眼球圧迫・眼輪筋の牽引によって，求心性三叉神経が刺激されます．また頸動脈洞の刺激によって舌咽神経が刺激されます．このように，術中の操作によって近くを走る神経に影響を与えることがありますが，とくに胃の牽引操作や腹膜刺激・胸膜刺激によって求心性の迷走神経が興奮されることに注意が必要です．
- 迷走神経の興奮は，心拍数の減少をきたし，ときに高度な徐脈や心停止をひき起こします．浅麻酔の状態で生じやすいといわれ，必要時はアトロピンが有効とされています．

臨床知 1

低酸素症状に注意
局所麻酔での手術時は，手術操作をいったん止め，声かけなど行い，低酸素症状の有無を確認することが重要です．

出血と循環変動

- 出血は，循環血液量の減少と，ヘモグロビン低下を生じます．循環血液量の減少によって血圧低下が起こると，神経内分泌反応は亢進します．手術中のもっとも一般的な循環変動のトリガーは出血による血圧低下です．血圧の低下によって，神経内分泌反応の亢進がみられます．

エビデンス1

周術期貧血のトリガー値
ヒトの循環血液量は体重1kgあたり約70mL程度といわれ

ています．患者の体重が50 kgだとすると，血液量が約3,500 mLと見積もられます．

循環血液量の15％以下の出血…循環動態には，ほとんど変化なし
　　　　　　　15～30％の出血…頻脈や脈圧の狭小化
　　　　　　　30～40％の出血…血圧低下，頻脈が顕著となる

周術期貧血のトリガー値は，Hb 7～8 g/dLとすることがよいとされています．Hbを10 g/dL程度に維持することが求められます[2]．

[2] 厚生労働省医薬・生活衛生局：「血液製剤の使用指針」平成29年3月, pp8-9
https://www.mhlw.go.jp/file/06-Seisakujouhou-11120000-Iyakushokuhinkyoku/0000161115.pdf（2019.2参照）

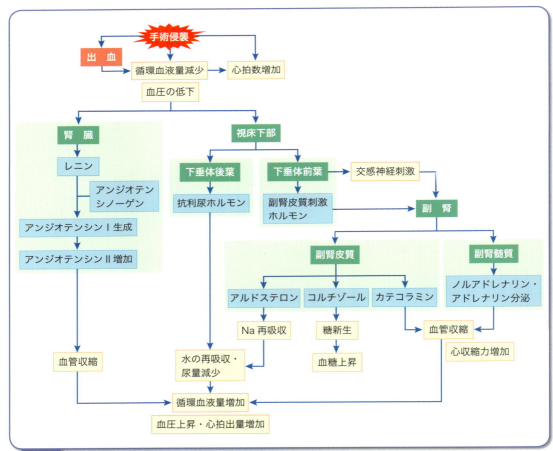

図2　手術侵襲による神経内分泌反応（循環を中心に）

術中必要なモニタリングについて

- 術中の循環のチェックについて，日本麻酔科学会『安全な麻酔のためのモニター指針』[3]に以下のように記載されています．

- 心音・動脈の触知・動脈波形または脈波のいずれかの一つを監視する

[3] 日本麻酔科学会：「安全な麻酔のためのモニター指針」2009.1 第2回改訂
http://www.anesth.or.jp/guide/pdf/monitor2.pdf（2019.2参照）

- ●心電図モニタを用いる
- ●血圧測定を行う
- ●原則として，5分間隔で測定し，必要ならば頻繁に測定する．観血式動脈測定は必要に応じて行う

- ●通常の手術では，①心電図，②パルスオキシメータ，③マンシェットによる非観血的血圧測定でよいですが，内視鏡手術など，低侵襲手術が増えているものの，頭低位などの特殊体位をとることもあり，観血的動脈圧測定を行う頻度が増えてきています．刺入部の固定のための物品の使用や，シーネなど，折れ曲がることがないよう注意することが必要となります．
- ●浅麻酔は，血圧上昇・迷走神経反射の原因といわれます．麻酔の深度（鎮静度）の指標となるBISモニタも有効なモニタです．
- ●その他として，尿量，カプノメータにより循環の状態を知ることができます．
- ●術野の出血量をこまめにチェックすることも重要なモニタリングです．

術後のケア

エビデンス2

術後合併症の発症時期

手術により，さまざまな侵襲が身体に加わり，その影響の程度で，合併症を発症します．一般的な外科領域において，術後合併症率は5.8〜43.8％といわれ，その多くは術後1〜3日の間に発症するとされています[4]．

[4] Thompson JS et al：Temporal patterns of postoperative complications. Arch Surg 138(6)：596-602, 2003

観　察

- ●**バイタルサイン**：血圧上昇・血圧低下，頻脈，徐脈，低体温などがないか確認します．
- ●**心電図**：危険な不整脈，心筋虚血を示す波形（STの上昇・STの下降など）を確認します．異常時は，12誘導心電図にて確認を行います．
- ●**尿量**：最低限の目安として，0.5 mL/kg/時の流出は必要です．
- ●術後の患者は，全身のエネルギー消費が増え，酸素消費量が増大します．循環血液量が減少することで，十分な酸素が得られないと，ショックに陥ることがあります 表1 ．
- ●術後の低血圧では，循環血液量の減少がおもな原因であり，術中の輸液・輸血などの不足が理由となります 表2 ．また整形外科

表1　ショックの診断基準

1. 血圧低下
   収縮期血圧 90 mmHg 以下
   ○平時の収縮期血圧が 150 mmHg 以上の場合：
   　平時より 60 mmHg 以上の血圧下降
   ○平時の収縮期血圧が 110 mmHg 以下の場合：
   　平時より 20 mmHg 以下の血圧下降
2. 小項目（3 項目以上を満足）
   ①心拍数 100 回/分以上
   ②微弱な脈拍
   ③爪床の毛細血管の refilling 遅延（圧迫解除後 2 秒以上）
   ④意識障害（JCS 2 桁以上または GCS 10 点以下），不穏，興奮状態
   ⑤乏尿・無尿（0.5 mL/kg/時以下）
   ⑥皮膚蒼白と冷汗，または 39℃以上の発熱（感染性ショックの場合）

血圧低下と小項目 3 項目以上でショックと診断する.
JCS：Japan Coma Scale，GCS：Glasgow Coma Scale

（文献5より引用）

5 鈴木　昌：ショック. 日内会誌 100 (4)：1084-8, 2011

表2　術後低血圧の要因

分　類	要　因
循環血液量の減少	●出血，不感蒸泄 ●輸液・輸血の不足 ●過剰な利尿 ●サードスペースへの体液移動
心収縮力	●麻酔薬の効果の残存 ●既存の心機能障害 ●不整脈
血管抵抗の減少	●麻酔薬の効果残存 ●硬膜外麻酔・脊椎硬膜外麻酔による交感神経遮断 ●敗血症

の四肢の手術では，ターニケットを術中に使用します．そのため，術後出血量が多くなることがあります．

循環血液量とサードスペースの変化について

●手術によるダメージを受けた組織から炎症反応が起こります．血管透過性が亢進し，血漿成分が血管外の組織間に余剰に移動貯留します．それにより循環血漿量が低下するため，循環動態が不安定になります．

Moore の生体反応理論

血管透過性の亢進の時期に関しては，Moore の生体反応理論を参考にすることがあります．Moore 生体理論では，術後の回復過程を「障害期（術後〜3・4 日）」・「転換期（術後 4 〜 7 日）」・「同化期（術後数週間）」・「脂肪蓄積期（術後数ヵ月）」に分け，それぞれの時期における生体反応の特徴が明らかにされてます．

編集委員からの一口アドバイス

術中の水分出納バランスは，術チャートに記載されている in-out 量以外にも，術中の不感蒸泄量やサードスペース移行量を計算する必要があります．術式による不感蒸泄量としては，胸部手術で 5〜10 mL/kg/ 時，腹部手術で 10〜15 mL/kg/ 時とされ，サードスペース移行量もほぼ同じ計算式で考えられます（澤田敦史 他：術中の輸液管理とケアは，どうしたらいいの？"輸液管理とケア Q&A"岡元和文 編. 総合医学社,pp149-51,2007）．つまり，術チャート上はプラスバランスで終了していても，実際はほとんどがマイナスバランスであることが多いのです．

障害期の術後72時間程度のころは，循環血液量を考慮したIn-outの観察が必要です．術後48時間以降サードスペースの細胞外液が血管内に戻ってきます（リフィリング）．通常は，尿として排泄されますが，尿量が増加してこないときは，循環血液量が増えていること（前負荷）についての注意が必要です．

臨床知2　循環血液量が満たされている状態とは？

臓器の末梢まで血流が行き届いている状態を指します．
患者がこの状態にあるかを確認する方法としては，下記が挙げられます．

① 「手足に触れて，冷たさを診る」という方法があります．循環血液量の減少は，SVの減少と末梢の血管が収縮するために，血流が行き届きにくくなります．
② 手足が冷たいと，温かいときに比べて乳酸が高くなると報告されています．
（乳酸は，細胞の酸素が不足したときに作られる物質です．基準値は2 mmol/L未満で4 mmol/L以上は注意が必要です）
③ 腎機能が正常である場合，尿量が保たれていれば，腎血流が保たれていると判断できます．

おわりに

● 手術や麻酔は患者にとって大きな侵襲であり，その反応は患者ごとにさまざまです．とくに術直後の患者は不安定ですので，画面の数値だけでなく皮膚色や温度など触って確認するモニタリングも有効に活用し，異常の早期発見に努めてください．

参考文献

1) 外須美夫："麻酔・集中治療のための新 呼吸・循環のダイナミズム"．真興交易医書出版部，pp280-8，2018
2) 中島恵美子 他監："これならわかる！ 術前・術後の看護ケア"．ナツメ社，pp122-3，2018
3) 名古屋大学医学部附属病院ICU編著：循環．"主要手術の術後看護がまるわかり！ 科別にわかるICUでの術後ケア"．メディカ出版，pp15-20，2014
4) 金 徹 他：麻酔による循環動態の変化．"周術期循環管理"澄川耕二 編．克誠堂出版，pp286-301，2011
5) 弓削孟文 編："看護のための最新医学講座 第26巻 麻酔科学"．中山書店，pp121-30，2002

Ⅲ．術後ケア

麻酔・手術にともなう 体温の変化
～「発熱したら冷罨法！」は，もうやめよう～

■ 国際医療福祉大学成田病院 準備事務局
■ （集中ケア認定看護師）
露木 菜緒（つゆき なお）

エビデンス&臨床知

エビデンス
☑ 発熱しているからと安易に冷罨法など解熱処置をすると病態悪化につながる．

臨床知
☑ 発熱のデメリットを優先し，解熱ケアをするときは，解熱薬を使用してから冷罨法を使用する．
☑ 見た目上の熱を平熱にするのではない，発熱の原因を考える．
☑ 高齢者は体温調節反応がもともと低下しているため，温冷罨法ケアは慎重に行う．

体温の基礎知識：体温調節のメカニズム

● 私たち人間は外部の環境温度が変化しても身体の中心（中枢温）は37℃程度に一定に調整維持できる恒温動物です．この中枢温は閾値温ともいい，男女ともに日内変動しますが，0.2～0.3℃前後のとても狭い変動幅であり，これを閾値間域といいます（図1 上段）．

● 人間は中枢温が低下するような寒い環境におかれると，皮膚や粘膜の感覚器官で寒いと感じ，そこから「寒い」という情報を脳まで送り，視床下部などの体温調節中枢で各自律神経などに体温を上げるような反応を起こすように指示を出していきます．

● 体温の調節は，自律神経系による発汗の調節，内分泌系によるアドレナリン分泌の調節，体性神経系による骨格筋のふるえ，つまりシバリング（shivering）などを起こすことで行います．このような自律性調節反応は，一般的にはエネルギーの消費が少ない反応から起こります．低体温時は末梢血管の収縮のような反応が

著者プロフィール（露木菜緒）

浜松医科大学医学部附属病院にてICU・救急部他勤務．同院副看護師長を経て，杏林大学医学部付属病院に勤務．2019年4月より，国際医療福祉大学成田病院 準備事務局
2004年 集中ケア認定看護師の資格を取得
術後患者の体温管理の勉強会を時々しますが，事例をもとに「冷やす」べきか「温める」べきか「何もしない」べきかを選択してもらうと，面白いもので，同じ講義を聞いて，同じ施設，同じ環境で働いている看護師でも意見が割れます．体温管理に"絶対"はありませんが，少なくとも発熱＝冷やすという概念を払拭し，患者にとっていまどうすることがいいのか，仲間で考えることが重要なことではないでしょうか．

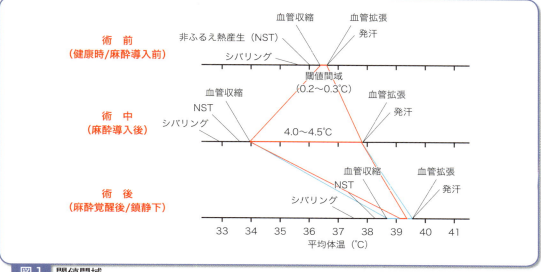

図1 閾値間域

表1	体温低下時の熱産生

① 末梢血管収縮
② 非ふるえ熱産生（非骨格筋の収縮）
　アドレナリンなどの分泌により，交感神経系の刺激にて熱産生をする
③ シバリング（骨格筋の収縮）
　不随意に骨格筋の屈筋と伸筋を同期して収縮させ，エネルギーを活発に消費させ熱を作り出す

表2	体温上昇時の熱放散

① 末梢血管拡張（非蒸発性熱放散）
② 過呼吸・発汗（蒸発性熱放散）

まず起こり，次にアドレナリンの分泌亢進などにより代謝を亢進させ，非ふるえ熱産生（non-shivering thermogenesis：NST）を行います．それでも中枢温に達しないときは，最大の熱産生反応であるシバリングが起こります　表1 ．一方，高体温時は，血管拡張から起こり，次に発汗となりますが，発汗は1gの汗の蒸発で0.58kcal熱を喪失するため，発汗作用はたいへん効率のよい熱の放散のしくみといえます　表2 ．

● このように，人間は皮膚や粘膜などの温度受容器で環境の温度変化を認識し，体温調節中枢に伝え，自律性調節反応により体温を一定に維持しているのです．

手術侵襲と体温

● 常時一定に維持されているはずの体温ですが，術後患者の多くは発熱します．その理由は，手術は生体にとって侵襲であるため，

表3	発熱のメリット

- 病原体の増殖抑制
- 免疫活性
- 白血球の機能促進
- 好中球の移動性促進，食作用亢進
- 免疫応答の促進

生体の免疫能を活性化するためです．免疫のメインは白血球ですが，白血球が細菌などの異物を取り込み分解する貪食能や，細菌などの異物が存在する部位まで移動する遊走能は，熱が高い環境のほうが活性化されます．つまり，発熱は白血球を活性化し，感染防御機能を強化するために起こるのです 表3 ．

- 生体は術侵襲を受けると，IL-1（interleukin-1：インターロイキン-1）やTNFα（tumor necrosis factor：腫瘍壊死因子）などのサイトカインが産生され，発熱物質であるPGE_2（プロスタグランジンE_2）を作り出し，それが体温中枢である視床下部に作用します．脳は体温を高めの温度に設定し実際の体温を高くしようとします．この設定温度をセットポイントといいます．生体は設定されたセットポイントまで血管収縮やNSTを行いますが，閾値間域は変わらないため，通常の37℃程度では体温が低いと認識し，シバリングまで起こすことがあります．シバリングは代謝を非常に亢進させ，酸素消費量も増加するため生体にとっては負担になります．

エビデンス 1

安易に冷罨法など解熱処置をしない

発熱していると冷罨法をしたくなります．ときに冷罨法をしていないと先輩に怒られたりすることもありませんか．しかし，術後の生体は体温を上げようとしているのに，冷罨法をすることで体温が奪われます．するとこのセットポイントでは体温が維持できないと脳は判断し，さらにセットポイントを上げることがあります．術後は術侵襲からの回復のために代謝を活性化させていますが，冷罨法をすることにより，さらにエネルギー消費量を増大させ，結果として病態悪化につながります．2005年に報告された重症敗血症患者を対象にした研究[1]では，中枢温38.5℃以下の積極的解熱処置群と，40℃以下の解熱処置群では，積極的解熱処置群のほうが死亡率は上昇しています．発熱しているからと安易に冷罨法など解熱処置をするのは非常に危険です．

[1] Schulman CI et al：The effect of antipyretic therapy upon outcomes in critically ill patients：a randomized, prospective study. Surg Infect（Larchmt）6：369-75, 2005

臨床知 1

冷罨法するときは解熱薬を使用する

ところが過剰な熱産生はバイタルサインを変動させ、脱水を助長するなどデメリットも生じます 表4 . 発熱によるデメリットが大きいと判断した場合は、解熱処置が必要です. 前述したように、発熱しているからと解熱薬を使用せずに冷罨法を実施すると、セットポイントが高いままであり、より代謝を亢進させます. 解熱薬はPGE$_2$を遮断したり、体温調節中枢に直接働きかけたりして、セットポイントを下げる方向に作用するため、解熱薬を使用してから冷罨法をします.

表4　発熱のデメリット
- 代謝量の変化
  　体温が1℃上昇すると代謝は10〜13％増加
- 心拍数増加, 血圧低下, 心電図変化
- 酸素消費量の増大
  　過換気, 酸塩基平衡の変調
  　代謝の亢進にともない, 組織の酸素需要が増す
- 不穏など意識の変調

編集委員からの一口アドバイス

脳障害患者は体温調節中枢が障害されるため、解熱薬は効果がなく冷罨法に頼るしかありません. しかし、脳障害患者といっても、体温調節中枢である視床以下の脳幹が障害されていなければ解熱薬の効果が得られることもあるため、障害部位の確認は必要です.

発熱の原因

- 発熱はイコール感染と考えがちですが、術後早期の発熱の多くは有意な感染を意味しません. 術後48時間以内の発熱は、外科的侵襲によるものが大半です. とくに、長時間手術、開胸手術、心臓大血管手術などの高侵襲手術ではその程度は顕著になります. さらに、発熱をともなう非感染性疾患としては、肺血栓塞栓症や下肢静脈血栓症、腹部手術患者などは胆嚢虚血・胆汁うっ帯などから無石性胆嚢炎を合併することがあります. そのほかにも術後患者は薬剤の使用頻度も高く、薬剤熱の可能性もあります. 一方で、術後48時間以上発熱が持続する場合などは、感染性疾患も考える必要があります. クリティカルケア領域では、チューブおよびライン類など異物挿入も多いため、表5 に示すような感染症を疑い、まずは感染症を合併しないような予防を行います.

臨床知 2

見た目上の熱を平熱にするのではない, 発熱の原因を考える

重要なことは、見た目上の熱を平熱にすることではなく、なぜ発熱しているのかを考え、原因を考えることです. 原因が改善しなければ根本的な解決になりませんし、原因が解決すれば解熱するのです.

表5 クリティカルケア領域の感染性発熱の原因

①カテーテル関連血流感染症（CRBSI）
　0.5%超のクロルヘキシジンアルコール製剤の使用
②人工呼吸器関連肺炎（VAP）
　VAP予防バンドル
③手術部位感染（SSI）
　無菌的清潔処置，血糖コントロール，輸血制限など
④カテーテル関連尿路感染症（CAUTI）
　閉鎖回路の維持，早期抜去
⑤クロストリジウム・ディフィシル腸炎（CDI）
　抗菌薬の短期投与，接触感染予防，手指衛生の徹底
⑥副鼻腔炎

全身麻酔と体温

- 体温の閾値間域の変化は，手術中はダイナミックです．
- 手術時に使用する全身麻酔薬のほとんどは，自律神経経由の体温調節反応を大きく阻害するため，自律神経反応がみられません．そのため，温熱反応に対する閾値温は上昇し，寒冷反応に対する閾値温は低下するため，閾値間域は通常の0.2℃から約4℃まで拡大します（図1 中段）．
- また，全身麻酔を導入すると熱産生は約20%低下します．さらに，全身麻酔薬の直接作用として，末梢血管を拡張させ，中枢性の体温調節機能も抑制するため，体温が低下しても末梢血管の収縮は起こりません．すると，中枢に集中していた血液（熱）が末梢血管拡張とともに末梢へ移動し，熱の再分配が生じます 図2．その結果，中枢温は低下し術中は低体温になります．
- ところが，手術が終了し麻酔薬が切れると，自律神経反応は元に

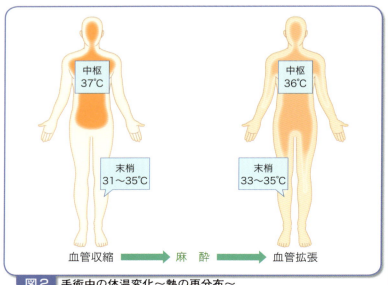

図2 手術中の体温変化〜熱の再分布〜

戻り，体温調節中枢の抑制も解除されます．しかも，前述したように術侵襲により，体温のセットポイントは上昇し，かつ閾値間域も狭い範囲に戻ります．当然，生体は少しでも早く閾値温まで体温を上昇させるために，熱を産生する反応を起こすため，麻酔覚醒時にシバリングはよく観察されるのです（**図1**下段）．

臨床知3

高齢者の温冷罨法ケアは慎重に行う

高齢者は体温調節反応がもともと低下しています．温度識別能力の低下に加え，筋肉量や基礎代謝量の低下にともない，十分に熱産生することができません．意識がある患者でも本人の「暑い」「寒い」という訴えが適切ではない場合があります．たとえば「寒い」からと加温し続け脱水になったり，患者の希望で氷枕を渡してシバリングを起こしたりすることがあります．とくに高齢者のシバリングは，予備力が低下しているため，容易に組織の低酸素に陥り多臓器障害へとつながる危険性があります．高齢者は体温調節機能が低下していると認識し，温冷罨法ケアは慎重に行う必要があります．

術中体温変化が及ぼす影響と予防

● 術中の低体温は生体にさまざまな悪影響を及ぼします．凝固能の変調により出血量や輸血量を増大させたり，不整脈など心血管イベントを増加させたり，感染症の増加，回復・入院期間の延長により，医療コストの増大にもつながります．したがって，周術期の体温管理は，ERAS®[1]や英国国立医療技術評価機構（NICE）が作成した手術部位感染（SSI）予防のガイドライン[2]などでも重要視されています．

● 術中の保温方法としては，輸液の加温や温風式加温装置などが用いられます．またアミノ酸製剤の輸液も，筋肉や肝臓の細胞内での代謝過程での産熱効果が注目されています[3]．一方で，術中低体温の原因は再分布性低体温が大半であるため，麻酔導入前から，末梢（組織）温度を高めに維持しておくことを忘れてはいけません．文献ではニフェジピンを麻酔前に投与することで末梢血管が術前に拡張し，再分布性低体温が予防することができたとの報告もあります[4]．この方法の是非はともかく，術中だけでなく，術前からきちんと体温管理することが必要であり，術前体温のモニタリングと加温装置を用いた末梢の加温であれば，看護師の采配で行うことができます．しかし，わが国ではまだまだ周術期体温管理の知識が不十分ですから，周術期医療にかかわる医療従事者に対する啓蒙が求められます．

[1] p15「ERASとは」参照．

[2] National Institute for Health and Care Excellence：Prevention and treatment of surgical site infection.

[3] Selldén E et al：Augmented thermic effect of amino acids under general anaesthesia：a mechanism useful for prevention of anaesthesia-induced hypothermia. Clin Sci（Lord）86：611-8, 1994

[4] Vassilieff N et al：Nifedipine and intraoperative core body temperature in humans. Anesthesiology 80：123-8, 1994

Ⅲ. 術後ケア

麻酔・手術にともなう血栓症
～術前からしっかりリスク評価，血栓症を予防しよう～

東海大学医学部付属病院 看護部 中央手術室
（副主任，手術看護認定看護師）

井川　拓

エビデンス&臨床知

エビデンス

☑ 静脈血栓塞栓症のリスク因子は静脈血流の停滞・血液凝固能亢進・血管壁損傷（Virchow の三徴）である．

☑ 深部静脈血栓症の予防は，周術期における肺血栓塞栓症の予防につながる．

☑ 深部静脈血栓症の予防対策は，早期離床（積極的な運動），下肢圧迫法（弾性ストッキング・間欠的空気圧迫法），薬物療法（抗凝固療法）である．

臨床知

☑ VTE 予防対策のプロトコルには，VTE 危険因子に加えて術式によるリスクも考慮する必要がある．

☑ 患者の VTE リスク評価の内容と計画されている対策が一致しているか，医療者間で情報共有することが大切．

☑ 周術期の PTE は，70%以上が術後に発症しており，初回歩行時が多い．

はじめに

● 血栓症には動脈性の血栓と静脈性の血栓があり，動脈血栓塞栓症では閉塞性動脈硬化症や脳梗塞，心筋梗塞などが，代表的な疾患として挙げられます．一方，静脈血栓塞栓症では，深部静脈血栓症や肺血栓塞栓症が挙げられ，周術期に発生する合併症として術前から適切にリスク評価し，対策を講じる必要があります．

● 本項では，周術期に発生するリスクが高い，静脈血栓塞栓症に焦点をあて，深部静脈血栓症と，深部静脈血栓が遊離し肺動脈を閉塞して生じる肺血栓塞栓症について，病態に基づいたリスク評価と周術期の発症予防について解説します．

著者プロフィール（井川　拓）

2006 年 東海大学健康科学部看護学科卒業後，東海大学医学部付属病院に入職し，中央手術室に配属
2014 年 手術看護認定看護師，2016 年 周術期管理チーム看護師資格取得．神奈川手術看護認定看護師会
セミナー講師，大学非常勤講師など
「日々精進」をモットーに院内外において活動中

静脈血栓塞栓症

● 静脈血栓塞栓症（venous thromboembolism：VTE）は，静脈内で何らかの要因によって形成された血栓が遊離し，塞栓化することでさまざまな臓器障害を発生させる一連の病態です．なかでも，おもに下肢の深部静脈で発生する深部静脈血栓症（deep vein thrombosis：DVT）は周術期に発生しやすく，後述する肺血栓塞栓症（pulmonary thromboembolism：PTE）の塞栓源となります．

● VTE は，複数のリスク因子が関わって発生しますが，以前から知られているリスク因子として Virchow（ウィルヒョウ）の三徴があります．

> ### Virchow（ウィルヒョウ）の三徴
> 1856 年に Rudolf C. Virchow が提唱した血栓形成の 3 大要因で，血栓症の病態を理解するうえで非常に役立ちます．VTE のリスク評価を行う際に欠かせない条件となります[1]．
> ① 血流の変化（静脈血流の停滞）
> ② 血液成分の変化（血液凝固能亢進）
> ③ 血管内皮障害（血管壁損傷）

● VTE は 3 つのリスク因子がさまざまな程度で個々の危険因子 **表1** に関与し，通常複数の危険因子が作用して発症します[1~3]．近年，地震被災地での車中泊や，飛行機で長時間同じ姿勢でいることにより発生する VTE が「エコノミークラス症候群」と称され，一般にも広く知られるようになりました．

[1] 日本循環器学会：肺血栓塞栓症および深部静脈血栓症の診断，治療，予防に関するガイドライン（2017 年改訂版）http://www.j-circ.or.jp/guideline/pdf/JCS2017_ito_h.pdf（2019.2.3 参照）

[2] 瀬尾憲正 他編："周術期深部静脈血栓/肺血栓塞栓症"．克誠堂出版，p11，2013

[3] 小林隆夫 編："静脈血栓塞栓症ガイドブック 改訂 2 版"．中外医学社，pp2-5，2010

表1　静脈血栓塞栓症（VTE）のリスク因子

	静脈血流の停滞	血液凝固能亢進	血管壁損傷
危険因子	● 長期臥床，長時間坐位 ● 麻痺（脳梗塞・脊髄損傷） ● 下肢静脈瘤 ● うっ血性心不全 ● 加齢 ● ギプス包帯固定（下肢） ● 妊娠や骨盤内腫瘍 ● 肥満	● 悪性腫瘍 ● がん化学療法，ホルモン治療 ● 脱水 ● 周産期 ● 重症感染症 ● 先天性凝固能異常 ● 播種性血管内凝固症候群（DIC） ● ヘパリン起因性血小板減少症（HIT）	● 手術侵襲 ● カテーテル留置 ● 重度外傷 ● 血管内治療 ● VTE の既往 ● 静脈炎 ● 喫煙

（文献[1]~[3]を参考に筆者作成）

肺血栓塞栓症と深部静脈血栓症

● 肺血栓塞栓症（PTE）は，おもに下肢あるいは骨盤内の深部静脈血栓が塞栓源となり，血栓塞栓子が下大静脈→右心房→右心室→肺動脈と流れて閉塞することで発症します．塞栓子が小さいと無症状で経過し，慢性化することもありますが，塞栓子の大きさや患者の心肺予備能によっては，ショックや突然死をきたす致命的

- な疾患となり，周術期の予防は必須です．
- 深部静脈血栓症（DVT）は，深筋膜より深い部分を走行する深部静脈に生じた血栓症で，おもに骨盤内の腸骨静脈や下肢の膝窩静脈，ひらめ筋静脈で発生します．Virchowの三徴に代表されるリスク因子により静脈血栓が形成されますが，膝窩静脈より末梢側では，数日から数週で多くが消褪します．一方，膝窩静脈より中枢側で形成された静脈血栓は，索状物として長期にわたり残存することも多く，遊離するとPTEなどの塞栓症をひき起こします．

エビデンス1

PTEの予防はDVTの予防から

PTEの塞栓源の約90％は下肢あるいは骨盤内の静脈で形成された血栓です[1]．つまり，深部静脈血栓症（DVT）と肺血栓塞栓症（PTE）は一連の病態として発症することがほとんどであるため，DVTの予防が結果的にPTEの予防にもつながります．

周術期VTEの危険因子

- 入院する患者に発生するVTE危険因子を挙げると，静脈血流の停滞（長期臥床，手術中の同一体位保持，術後安静），血液凝固能亢進（悪性腫瘍，周産期，投薬治療），血管壁損傷（手術侵襲，カテーテル留置，外傷）など，多くの危険因子が周術期に集中していることがわかります（表1）．
- 日本麻酔科学会が実施した肺血栓塞栓症発症調査結果[4]によると，周術期肺血栓塞栓症発症率は1万件の手術当たり2.80人で，年齢区分別発症率にすると86歳以上4.96人，66〜85歳3.86人，19〜65歳2.17人と，高齢者の発症率が高いです．また年齢を除く危険因子上位は，肥満（35.1％），悪性腫瘍（34.0％），長期臥床（28.2％）です．手術部位別発症率を比較すると胸腔＋腹部手術がもっとも高く，次いで脳神経・脳血管手術，四肢・股関節手術と，危険因子上位の悪性腫瘍や長期臥床と深く関連する手術部位であることがわかります．

[4] 日本麻酔科学会：2017年JSA肺血栓塞栓症発症調査結果の概要 http://www.anesth.or.jp/med/pdf/kekka_haikessen2017.pdf（2019.2.3参照）

臨床知1

術式によるリスクも考慮する

文献[4]によれば，VTEリスクの高い下肢人工関節手術や開頭手術のみならず，比較的新しい胸腔鏡・腹腔鏡を併用した食道悪性腫瘍手術などでも，VTEが発生しています．各施設でVTE予防のためのプロトコルを作成

する際には，個々の危険因子に加えて術式によるリスクも考慮しましょう．

周術期の情報収集と予防対策

● 周術期に発症すると致死的な経過をたどる PTE を防ぐためには，塞栓源の大部分を占める DVT を予防することが重要です．とくに看護師は，リスク評価と予防措置の実施に直接関わる重要な役割を担っています．おもな役割は以下の通りです．

① 周術期における術前リスク評価
↓
② リスク評価内容の共有と適切な予防措置が計画されているかのアセスメント
↓
③ 計画に基づいた安全で効果的な予防措置の実施
↓
④ PTE の早期発見と発生時の適切な対処
↓
⑤ 患者状態の変化にともなうリスクの再評価

周術期における術前リスク評価

● VTE の発症するリスクを術前から見きわめるために，ガイドラインや各施設のプロトコルに沿ってリスクアセスメントすることは，VTE 発症予防の第一歩です．術前外来や術前訪問の際に，患者の既往や ADL，予定術式や血液生化学検査結果を確認し，VTE のリスク因子に該当する場合，より詳細な情報収集が必要となります．

● たとえば，人工股関節手術を受ける患者であれば，全身麻酔による末梢血管拡張と手術中の同一体位保持に加え，術後の安静により長期間"血流の停滞"を強いられます．また，手術侵襲により"血管壁の損傷"が生じ，術後の止血過程で血液中のフィブリノーゲンが増加し，"血液凝固能が亢進"します．Virchow の三徴すべてを満たしており，VTE のハイリスク手術であることが理解できると思います．個々の患者のリスク評価を行うには，患者になぜ血栓ができるのか，Virchow の三徴のうち，どの項目が問題となっているのか理解することが非常に重要となります．

● 表2 に VTE 領域別のリスクレベルを表示しています．

表2 VTE領域別リスクレベル

	一般外科	泌尿器科	婦人科	産科	整形外科	脳外科
リスク低	●60歳未満の非大手術 ●40歳未満の大手術	●60歳未満の非大手術 ●40歳未満の大手術	●30分以内の小手術	●正常分娩	●上肢の手術	●開頭術以外の脳神経手術
リスク中	●60歳以上あるいは危険因子がある非大手術 ●40歳以上あるいは危険因子がある大手術	●60歳以上あるいは危険因子がある非大手術 ●40歳以上あるいは危険因子がある大手術	●良性疾患手術（開腹，経腟，腹腔鏡） ●悪性疾患で良性疾患に準じる手術 ●ホルモン療法中の患者に対する手術	●帝王切開術（高リスク以外）	●脊椎手術 ●骨盤・下肢手術（股関節全置換術，膝関節全置換術，股関節骨折手術を除く）	●脳腫瘍以外の開頭術
リスク高	●40歳以上の癌の大手術	●40歳以上の癌の大手術	●骨盤内悪性腫瘍根治術，静脈血栓塞栓症の既往，あるいは血栓性素因のある良性疾患手術	●高齢肥満妊婦の帝王切開術 ●静脈血栓塞栓症の既往，あるいは血栓性素因のある経腟分娩	●股関節全置換術 ●膝関節全置換術 ●股関節骨折手術	●脳腫瘍の開頭術
リスク最高	●静脈血栓塞栓症の既往，あるいは血栓性素因のある大手術	●静脈血栓塞栓症の既往，あるいは血栓性素因のある大手術	●静脈血栓塞栓症の既往，あるいは血栓性素因のある大手術	●静脈血栓塞栓症の既往，あるいは血栓性素因のある帝王切開	●「高リスク」の手術を受ける患者に，静脈血栓塞栓症の既往，あるいは血栓性素因が存在する場合	●静脈血栓塞栓症の既往や血栓性素因のある脳腫瘍の開頭術

（文献5より引用）

リスク評価内容の共有と適切な予防措置が計画されているかのアセスメント

● 2004年に「肺血栓塞栓症予防管理料（305点）」が設定され，入院中の患者で肺血栓塞栓症を発症する危険性が高いものに対して，肺血栓塞栓症の予防を目的として，必要な機器または材料を用いて計画的な医学管理を行うことが推奨されています.

[5] 日本麻酔科学会・周術期管理チーム委員会 編："周術期管理チームテキスト 第3版"．日本麻酔科学会，pp472-5, 2016

臨床知2

患者のリスク評価と対策

実際のVTE予防は以下に示すガイドライン[1]で推奨された予防法に準じて対策が実施されます.

- すべてのリスク患者に対して，早期離床および積極的な運動を行う（推奨クラスⅠ，エビデンスレベルC）
- 中リスク患者に対して，弾性ストッキングを着用させる（推奨クラスⅡa，エビデンスレベルA）
- 中リスク患者に対して，間欠的空気圧迫法を行う（推奨クラスⅡa，エビデンスレベルA）
- 高リスク患者に対して，間欠的空気圧迫法あるいは抗凝固療法を行う（推奨クラスⅡa，エビデンスレベルA）

※推奨クラス
Ⅰ：検査法・手技や治療が有用・有効であるというエビデンスがあるか，あるいは見解が広く一致している.
Ⅱa：データ・見解から有用・有効である可能性が高い.
※エビデンスレベル
A：複数のランダム化比較試験，またはメタ解析で実証されたデータ.
C：専門家の意見が一致しているもの，または標準的治療.

● 最高リスク患者に対して,「薬物予防法と間欠的空気圧迫法の併用」および「薬物予防法と弾性ストッキングの併用」を行う.また出血リスクの高い患者に対して間欠的空気圧迫法を行う(推奨クラスⅡa,エビデンスレベルA)

現場の看護師は,患者のリスク評価の内容と対策が一致しているか,患者状態の変化に合わせて適宜アセスメントを行い,医師を含む関係スタッフと情報を共有する必要があります.

● 手術待機患者が高いリスク状態にある場合,問診に加えて,血液生化学検査でD-ダイマー(凝固線溶マーカー)を測定し,両下肢の超音波検査を実施することもあります.検査の結果,DVTが発見された場合,術前に抗凝固療法や下大静脈フィルタ留置など,PTEの発症を予防する措置が実施され,手術実施時期の調整が必要となることもあります.

計画に基づいた安全で効果的な予防措置の実施[1][5][6]

1. 早期離床・積極的な運動

● 予防の基本であり,手術後早期に歩行を開始し,下肢を積極的に動かすことにより下腿のポンプ機能を活性化させ,下肢の静脈うっ滞を減少させることが重要です.早期離床が困難な患者では,禁忌でないかぎり下肢の挙上や足関節運動,医療者によるマッサージを実施します.

● 初回歩行やマッサージを実施する際は,血圧やSpO_2の低下,胸痛や呼吸困難など,術後PTEの発症に注意した患者観察が重要です.観察した内容は,看護記録に残し,継続したケア実施につなげます.

2. 弾性ストッキング

● 下肢を圧迫して静脈の総断面積を減少させることにより,静脈の血流速度を増加させ,下肢の静脈うっ滞を減少させます.下肢が手術部位でなければ,積極的に装着します.

● ストッキングメーカーごとに規格や使用手順が異なるため,適切なサイズや方法を選択することが重要です.弾性ストッキングを装着した際,踵部分が合っておらず,ストッキングにねじれやしわが発生していることがあります.これらを放置して使用すると,装着にともなう部分的過圧迫により痒みや潰瘍などの皮膚障害が発生することもあります.装着時の観察と,装着後の定期的な皮膚状態観察が,弾性ストッキング使用による皮膚障害予防のためには欠かせません.

● 術後は血栓症のリスクに応じて装着期間が異なり,リハビリの進捗状況や患者ADLに合わせて継続指導することになります.

術後に確認すべき検査データの一つにD-ダイマーがあります.D-ダイマーは血栓の分解産物であり,この上昇は血栓の存在を意味します.しかし,血栓ができる(D-ダイマーが上昇する)疾患は多数あるため,超音波検査などで血栓の原因を確定していく必要があるのです.

[6] 平井正文 他編:"新 弾性ストッキング・コンダクター 静脈疾患・リンパ浮腫における圧迫療法の基礎と臨床応用",へるす出版,pp9-10, 123-31, 2010

3. 間欠的空気圧迫法

- 下腿や足底に巻いたカフに機器を用いて空気を間欠的に送り，圧迫マッサージすることで下肢の静脈うっ滞を減少させます．VTE高リスクでも有意にVTEの発生率を低下させます．原則として手術前，あるいは手術中より装着を開始し，少なくとも十分な歩行が可能となるまで使用します．
- 弾性ストッキング同様，皮膚障害をひき起こす可能性もあり，観察は欠かせません．また，下肢の血行障害がある場合は状態悪化をまねくため，使用できません．下肢にDVTが存在している場合も血栓遊離を考慮し，使用の可否を検討する必要があります．

4. 抗凝固療法

- 薬剤による抗凝固作用により血栓が形成されることを防止します．VTE高リスク以上の患者に推奨され，現在，未分画ヘパリン・ワルファリン・フォンダパリヌクス（アリクストラ®）・エノキサパリン（クレキサン®）・エドキサバン（リクシアナ®）の5剤がVTEの予防薬として承認されています．
- 血栓症予防には有効な抗凝固療法ですが，出血性合併症が懸念されるため，周術期管理全体を総合的に考え，実施の可否を判断する必要があります．とくに硬膜外麻酔や脊髄くも膜下麻酔では，硬膜外血腫の原因となりうるため，鎮痛法の選択も含め，各施設で慎重に判断することが求められます．使用中は活性化部分トロンボプラスチン時間（APTT）や，プロトロンビン時間国際標準比（PT-INR）など，血液凝固能をモニタリングし，必要以上に易出血状態となることを避けなければなりません．
- 術前外来に，抗凝固療法を実施している患者が訪れた際は，抗凝固薬の休薬もしくは継続に関して，方針が明確となっているか，患者へ十分な説明が実施されているか確認する必要があります．

PTEの早期発見と発生時の適切な対処

臨床知 3

術後の発症に注意

文献4によれば，周術期のPTEは，術前発症が20.1％，術中発症が4.5％，術後発症が74.9％となっています．PTEの多くは術後に発症しており，病棟での発症が多いといえます．具体的には，術後安静により形成された下肢のDVTが，初回歩行やリハビリ時に遊離し，PTEを発症させるケースが多く，発症時に居合わせる可能性が高いのは，看護師や理学療法士です．術後の初動時にはPTE発症に注意した観察が必要です．

1. 周術期 PTE の症状・所見

- 肺動脈に血栓が詰まり，肺循環が閉塞する結果，心臓から血液の駆出ができなくなり循環虚脱に陥ります．血栓の大きさや閉塞した範囲により症状はさまざまで，SpO_2/PaO_2 の低下や血圧低下，$ETCO_2$ の低下が出現し，意識下であれば冷汗・胸痛・呼吸困難が生じます．重症であれば心停止や失神を呈し，閉塞の範囲が狭ければ無症候性に経過することもあり，特異的な症状がありません．つまり，初期症状だけで PTE と断定することは困難といえます．
- 周術期 PTE を早期に発見するには，初期症状出現時，いかに PTE を疑うことができるかが重要となります．また，術後の特徴的発症状況として，安静解除後最初の歩行時，排便・排尿時，体位変換時が挙げられるため，これらの動作直後に発症した場合，急性 PTE をおおいに疑うことができます．

2. 周術期 PTE の初期対応

- 術後 PTE を疑う初期症状は，先に述べたとおり術後安静解除時の初動で発生することが多く，看護師を含むパラメディカルや患者家族が第一発見者となることが多いです．この状況で早期診断と治療を開始するには，チーム医療での対応が欠かせません．具体的には，ナース&ドクターコールによる人手の確保，重症 PTE への移行を想定した心肺蘇生の準備，補助循環（PCPS）機材の確保，診断のための心臓超音波検査機器準備が挙げられます．また，移動が可能であれば，CT 撮影による確定診断も検討されます 図1 [7]．
- 手術中の PTE 発生においても病棟時と同様に，人手の確保と診断・心肺蘇生の準備を並行して行います．急性 PTE の多くは下

[7] 佐久間聖仁：急性肺血栓塞栓症の診断：今後の方向性. Ther Res 30(5)：744-7, 2009

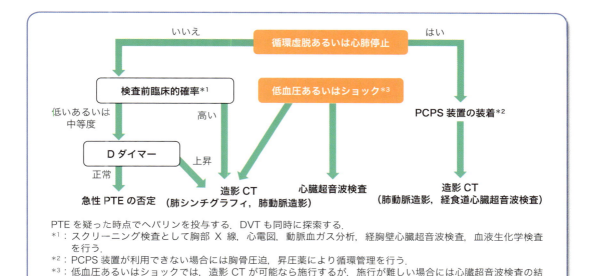

図1 急性 PTE の診断手順（文献17より引用）

肢 DVT を塞栓源としているため，診断時には下肢 DVT の有無も必ず検索します．血圧低下あるいはショックを呈する場合，心臓超音波検査で急性 PTE の可能性が高い所見を示せば，CT 撮影の結果を待たずに抗凝固療法を開始するとともに，血栓溶解療法や外科的血栓除去も検討されます．

患者状態の変化にともなうリスクの再評価

● 周術期においては通常，術前外来や入院時に VTE リスク評価が行われます．当然のことながら，手術を終え回復期に向かっていく過程で評価内容も変化していきます．たとえば，大腿骨骨折で手術を受ける患者の場合，術前に体動制限があり，静脈血流の停滞によるリスクが考えられます．手術の際は，手術侵襲による血管損傷や麻酔による末梢血管拡張（静脈血流の停滞）が加わります．術直後は感染症による血液凝固能亢進が挙げられ，歩行が可能になると，静脈血流の停滞が緩和されていきます．手術後順調に回復し予防対策が終了しても，術後の合併症などで活動性が低下した場合，再び VTE リスクが高まります．

● 看護師はさまざまな患者状態の変化に敏感に反応し，適切な観察とアセスメントを実践することが求められます．また，医療者だけでなく患者・家族も自ら予防に取り組むことができるよう支援していくことも，看護師の役割であると思います．

参考文献

1）冨士武史 他編："静脈血栓塞栓症予防ガイドブック―エキスパートオピニオン―"．南江堂，pp204-35，2010

2）讃岐美智義 編："ナースのための手術室モニタリング攻略ガイド"．メディカ出版，pp102-3，2009

Ⅲ．術後ケア

手術体位による生体への影響
～手術体位による患者の合併症を予防しよう！～

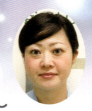

東京大学医学部附属病院 手術部
（副看護師長，手術看護認定看護師） 近藤 郁美
こんどう いくみ

エビデンス＆臨床知

エビデンス
- ☑ 褥瘡発生を予測するために，リスクアセスメントスケールを用いることが推奨されている．
- ☑ 褥瘡の危険因子を考慮する基礎疾患は，うっ血性心不全，骨盤骨折，脊髄損傷，糖尿病，脳血管疾患，慢性閉塞性肺疾患などで，周術期においては，とくに糖尿病を考慮することが勧められる．

臨床知
- ☑ 体位保持にはチームでの調整が必要．根拠をもって良肢位を説明できるようにする必要がある．
- ☑ 褥瘡予防のために，多職種で入院前（外来）から栄養状態，血糖管理，スキンケアなどを行うことで，周術期の褥瘡発生予防につながる．

はじめに

- 全身麻酔で手術を受ける患者は，筋弛緩状態で自力での体動が困難です．そのため，呼吸器・循環器をはじめとした生理機能の低下，褥瘡の発生，神経障害などの合併症を発症するリスクがあります．周術期に携わる看護師はそのリスクを回避するために，手術体位と生体への影響を理解し，患者に合わせたアセスメント，適切な体位の確保，術中の看護介入，評価を行わなければなりません．
- 患者は手術創以外に褥瘡などの皮膚障害，神経障害などが出現するとは思っていません．術前の説明や体位ごとに合わせた術後のケアも，周術期に携わる看護師には求められています．
- 手術体位は患者の身体的侵襲が最小限であることに加え，外科医が手術をしやすい体位であること，麻酔科医が全身管理をしやすい体位であることを考慮し決定します．患者にとって，最善の体位はどんな体位であるかを，医師と話し合い，協力することが必要となります．

著者プロフィール（近藤郁美）
2007年 看護師免許取得，東京大学医学部附属病院，九州大学病院の勤務を経て，2015年 手術看護認定看護師資格取得

> **臨床知 1** 　**体位保持はチームで調整**
> 看護師がとりたい（患者の良肢位を守りたい）体位と，医師のとりたい体位で相違があった場合，チームでの調整が必要です．根拠をもって良肢位を説明できるようにしましょう．

手術体位

- 基本体位として，仰臥位，砕石位，側臥位，腹臥位があります 図1 ．

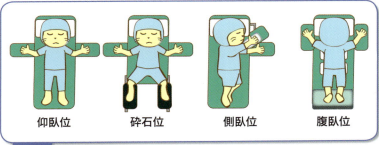

図1 基本体位

呼吸器系への影響

- 呼吸運動は横隔膜，内・外肋間筋の収縮による肋骨の移動，補助呼吸筋による胸郭運動によって行われています．呼吸運動の70％を横隔膜が担っているため，横隔膜運動を抑制する手術中の体位は呼吸に大きく影響します．全身麻酔では患者の呼吸中枢の抑制や筋弛緩のため換気に大きく影響し，重力の方向へ横隔膜を移動させるため，横隔膜運動が妨げられます．重力により，下側の肺に無気肺を生じやすく，呼吸器合併症を予防するために術後は排痰や離床を促しましょう．排痰や離床には術後の痛みが大きく関わるため，痛みの管理が重要となります．

循環器系への影響

- 全身麻酔では末梢血管抵抗が低下し，重力の影響で身体の下方に静脈がうっ滞しやすく，静脈還流が減少し，心拍出量の低下が生じ，低血圧となりやすいとされています．
- 術中の体位変換時や体位固定器具の圧迫により血流が阻害されると，末梢組織の血行不良や循環障害が生じます．末梢の循環障害

では皮膚や神経に大きく影響します．

皮膚への影響

- 手術中は手術のための特殊な体位，循環動態の変調，長時間にわたる同一体位などの環境により，褥瘡発生のリスクが高い状態だといえます．褥瘡発生の要因には患者の疾患，栄養状態などの内的因子と，体圧，ずれ，摩擦，microclimate（皮膚の温度・湿度）の外的因子が関連しています．術前に褥瘡が発生しやすいかどうかを，患者の状態，手術の時間，体位などを合わせてアセスメントする必要があります．術中は可能なかぎり，医師の協力を得ながら除圧を行います．術後は体位ごとによる褥瘡好発部位を中心に，皮膚に異常がないかを観察しましょう．

褥瘡発生と体温管理

- 前述のとおり，microclimate が褥瘡の発生に関連しているといわれています．高体温や室温などの環境温が上昇することで，皮膚の温度が上昇し，発汗が増加します．また，体温が上昇することによって，組織の代謝も亢進します．これらの状況に，圧力などが加わることで，血行不良となり，組織のダメージが大きくなるといわれています．
- とくに全身麻酔の手術では，低体温予防のために加温や保温をすることがありますが，高体温になることで，褥瘡の発生リスクが高くなるため，適切な体温管理が求められます．

エビデンス 1

褥瘡発生リスクのアセスメントツール

日本褥瘡学会の『褥瘡予防・管理ガイドライン（第4版）』では，褥瘡発生を予測するためにリスクアセスメントスケールを用いることが推奨されています．スケールにはさまざまなものがありますが，一般的にはブレーデンスケール 表1 を用いることが推奨されています（推奨度B）[1]．
ブレーデンスケールでは6項目を1～4点で採点します．病院では14点以下が褥瘡発生しやすいとされています．全身麻酔での手術では，術前にハイリスクとされていない患者も14点以下になることがあり，リスクが高いことがわかります．ブレーデンスケールで術前の患者の状態をアセスメントしましょう．

[1] 日本褥瘡学会：褥瘡予防・管理ガイドライン（第4版）．褥瘡会誌 17(4)：487-557, 2015
（エビデンスレベルⅠ）
※推奨度B：根拠があり，行うよう勧められる

表1　ブレーデンスケール

	1点	2点	3点	4点
知覚の認知	まったく知覚なし	重度の障害あり	軽度の障害あり	障害なし
湿潤	常に湿っている	たいてい湿っている	ときどき湿っている	めったに湿っていない
活動性	臥床	坐位可能	ときどき歩行可能	歩行可能
可動性	まったく体動なし	非常に限られる	やや限られる	自由に体動する
栄養状態	不良	やや不良	良好	非常に良好
摩擦とずれ	問題あり	潜在的に問題あり	問題なし	―

エビデンス2

褥瘡の危険因子となる基礎疾患

日本褥瘡学会の『褥瘡予防・管理ガイドライン（第4版）』では褥瘡の危険因子を考慮する基礎疾患を以下のように挙げています[1]．

① うっ血性心不全，骨盤骨折，脊髄損傷，糖尿病，脳血管疾患，慢性閉塞性肺疾患などを考慮してもよい（推奨度C1）．

② 周術期においては，とくに糖尿病を考慮することが勧められる（推奨度B）．

糖尿病と周術期の褥瘡発生の関連については，糖尿病患者は周術期における褥瘡発生のリスクが有意に高いことが報告されています[2]．

周術期においては糖尿病が危険因子となるため，血糖のコントロールが必要であるといえます．また，糖尿病患者は褥瘡発生のリスクが高いことも押さえておく必要があります．

※推奨度C1：根拠は限られているが，行ってもよい

[2] Liu P et al：Diabetes mellitus as a risk factors for surgery-related pressure ulcers：a meta-analysis. J Wound Ostomy Continence Nurs 39（5）：495-9, 2012
（エビデンスレベルⅠ）

臨床知2　入院前から多職種で連携する

褥瘡予防のために，入院前（外来）から栄養状態，血糖管理，スキンケアなどを行うことで，周術期の褥瘡発生予防につながります．医師，外来看護師，管理栄養士，薬剤師などと連携できるような環境を整えることも重要です．

神経系への影響

● 体位による末梢神経障害は，圧迫や関節の伸展などの影響で，神経に影響する血流の不良により神経障害が起きるとされていま

表2 末梢神経障害の障害神経別症状

障害部位	症状
顔面神経	表情筋の麻痺，口角下垂
腕神経叢	上肢の運動障害，感覚障害
尺骨神経	環指・小指の屈曲障害（鷲手），環指小指側1/2の手背側の感覚障害.
橈骨神経	手関節の背屈障害（下垂手）
総腓骨神経	尖足，手関節の背屈障害
大腿神経	下肢の伸展障害，臀部の屈曲障害
坐骨神経	大腿の外転運動障害，下腿の屈曲障害，下肢の運動機能低下

編集委員からの一口アドバイス

手術体位による神経障害は術後の重要な観察項目です．橈骨神経麻痺は腕を離被架で固定した際の圧迫で生じやすく，尺骨神経は肘部管を通るため，肩を内旋すると尺骨神経麻痺が生じやすくなります．腓骨神経麻痺は下腿の外旋位により生じるのは周知のことです．術中の神経障害予防は重要ですが，術式によっては困難なこともあり，術中体位を把握し，術後に神経症状を観察する必要があるのです．

す．
- 多くは一過性の障害ですが，長時間の圧迫や圧迫の程度が強い場合は，回復までに長期間を要したり，回復が見込めない重篤な場合もあります．
- 術前の末梢神経障害の有無を確認し，術後には手術による神経障害の合併症が発生してないか，確認しましょう．

仰臥位

- 腹腔臓器が横隔膜を押し上げるため，換気量は立位に比べて減少します．背部の肺に無気肺が生じやすい体位です．
- 褥瘡好発部位は，後頭部，肩甲骨部，仙骨部，踵骨部です 図2．頭部では局所の圧迫が原因で脱毛を生じることもあります．適宜麻酔科医に声をかけて除圧をしましょう．
- 神経障害の生じやすい神経は腕神経叢，橈骨神経，尺骨神経，総腓骨神経です．腕神経叢保護のために頭部は正中，上肢は外転90度以内とします．橈骨神経，尺骨神経を保護するために，前腕は回外回内中間位とします．総腓骨神経の保護のため，下肢が外旋しないようにし，腓骨頭に圧迫がないことを確認しましょう．橈骨神経は手首付近になると浅部を走行しているため，上肢に抑制帯を巻く際は，橈骨神経麻痺の予防のため，手首の第一指側10cmには巻かないようにしましょう 図3．また，上腕骨周囲はらせん状に走行しているので，離被架などによる圧迫がないようにしましょう．

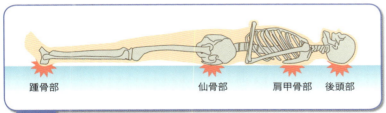

図2 仰臥位での褥瘡好発部位

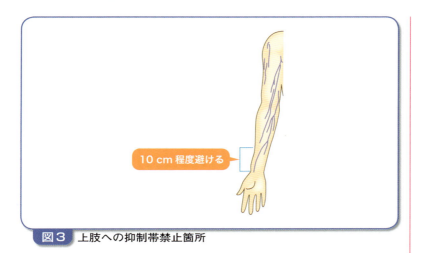

図3 上肢への抑制帯禁止箇所

砕石位

- 下肢の挙上により，腹腔臓器が頭側に押し上げられるため，腹腔内圧が上昇，横隔膜運動は抑制されます．とくに，婦人科疾患や泌尿器科疾患では頭低位となるため，換気量が減少しやすくなります．
- 下肢（片方）の血流は200〜400 mLといわれ，支脚器に乗せるために下肢を挙上すると血圧が変動します．支脚器に下肢を乗せたり下ろしたりする際は，必ず麻酔科医に声をかけ，片足ずつにしましょう．支脚器に下肢を乗せた際は，膝窩動脈が支脚器に圧迫されていないかを確認しましょう．
- 砕石位での褥瘡好発部位は，頭部，肩甲骨部，仙骨部，腓腹部，踵骨部です．
- 神経障害の生じやすい神経は，腕神経叢，橈骨神経，尺骨神経，総腓骨神経，大腿神経，坐骨神経です．頭低位のため，肩部上方に側板などを使用する際は，肩鎖関節に当たるようにしましょう．肩鎖関節より外側だと，上腕骨頭により腕神経叢を圧迫，内側だと，鎖骨と第一肋骨により圧迫するおそれがあります 図4．
- 砕石位では下肢が挙上されるため，下肢への血流が減少します．そのため，循環不全，筋肉の壊死などのコンパートメント症候群を起こす危険があります．コンパートメント症候群を起こさないためにも，術中の除圧が重要になります．
- 手術による急性のコンパートメント症候群は筋や神経などの組織の壊死が進行するため，早期発見が大切です．術後は腫張，痛み，知覚障害，運動障害などの有無を確認しましょう．

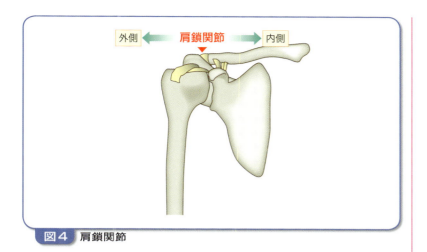

図4 肩鎖関節

側臥位

- 側臥位では下側の肺が腹腔臓器により圧迫を受けることや，横隔膜運動の制限によって肺活量や肺容量は低下します．しかし，肺への血流は下側のほうが豊富なため，下側の肺はガス交換が十分にできない状況に血液が多く流れるため，換気血流比不均衡となり，酸素化障害が起こります．また，術野側の肺を分離肺換気にする場合は，さらに換気がうまくできず，低酸素血症や，高二酸化炭素血症などをひき起こす可能性があります．
- 下大静脈が身体の右側を走行しているため，右側臥位では血圧が低下しやすくなります．
- 側臥位での褥瘡好発部位は，耳介部，肩峰突起部（肩部），肋骨部，腸骨部，大転子部，膝関節顆部，踵骨部（外顆・内顆）です 図5 ．
- 神経障害の生じやすい神経は，顔面神経，腕神経叢，橈骨神経，尺骨神経，総腓骨神経です．耳介部や頬部の圧迫により，顔面神経麻痺が起こる可能性があるため，局所の圧迫がないことを確認しましょう．また，下側の腋窩〜側胸部に枕を挿入し，腋窩にスペースがあることを確認します．腋窩が圧迫されていると，腕神経叢麻痺や血流障害を起こします．腓骨小頭や膝関節顆部，踵骨部も圧迫がないことを確認しましょう．

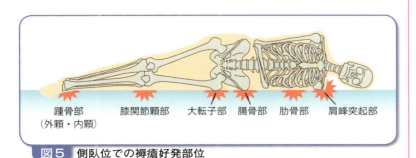

図5 側臥位での褥瘡好発部位

腹臥位

- 腹臥位では，胸腹部の圧迫により横隔膜運動が抑制され，換気障害が生じやすくなります．また，腹臥位になると気管チューブにずれが生じ，換気ができなくなるおそれがあります．
- 腹圧が上昇すると血圧も上昇します．下大静脈の圧迫により，静脈還流障害が起こり，血圧が低下します．下大静脈の圧迫は硬膜外層を怒張させ，脊椎手術など出血量が多くなります．また，静脈還流障害により，深部静脈血栓症を起こしやすく，術後の体位変換などで血栓が遊離し，肺動脈塞栓症につながる危険があります．
- 腹臥位での褥瘡好発部位は，顔面，前胸部，腸骨部，膝関節部，趾部です 図6．顔面では，Bispectral Index モニタ（BIS モニタ）の圧迫により医療関連機器圧迫創傷（medical device related pressure ulcer：MDRPU）がひき起こされることがあります．
- 神経障害の生じやすい神経は顔面神経，腕神経叢，橈骨神経，尺骨神経，大腿神経，総腓骨神経です．眼球の圧迫は迷走神経反射が生じ，徐脈となることがあります．また，眼球を圧迫することで，失明のおそれがあります．眼球の圧迫がないことを確認しましょう．上肢を前方挙上する場合は肘関節を90度以内にし，尺骨神経の圧迫を予防しましょう．

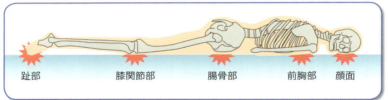

図6 腹臥位での褥瘡好発部位

まとめ

- 手術体位による生体への影響はさまざまなものがあります．患者の背景，麻酔侵襲，手術侵襲（体位やその他の手術侵襲）がどのように患者に影響するかをアセスメントし，合併症を予防することが周術期に携わる看護師には求められます．手術室だけでなく，外来から看護介入し，手術における合併症を予防することができます．多職種と協働し，患者さんが安全で安心した周術期を送ることができるように，チームで一つになって医療や看護を提供しましょう．

参考文献

1）菊地京子 他編:"ナーシングケア Q&A No54　時系列で学ぶ手術看護―OPE看になって初めて読む本―". 総合医学社, 2015
2）草柳かほる 他編著:"ナーシング・プロフェッション・シリーズ　手術看護　術前術後をつなげる術中看護　第2版". 医歯薬出版, 2018
3）National Pressure Ulcer Advisory Panel, European Pressure Ulcer Advisory Panel and Pan Pacific Pressure Injury Alliance："Prevention and Treatment of Pressure Ulcers：Quick Reference Guide 2nd ed". Cambridge Media, 2014
4）日本麻酔科学会・周術期管理チーム委員会 編:"周術期管理チームテキスト　第3版". 日本麻酔科学会, 2016
5）日本手術看護学会 手術看護基準・手順委員会 編:"手術看護業務基準". 日本手術看護学会, 2017
6）世界創傷治癒学会（WUWHS）：コンセンサスドキュメント　褥瘡予防用ドレッシング材の役割. Wounds International, 2016
7）竹内登美子 編:"講義から実習へ　高齢者と成人の周手術期看護2　術中/術後の生体反応と急性期看護　第2版". 医歯薬出版, 2012

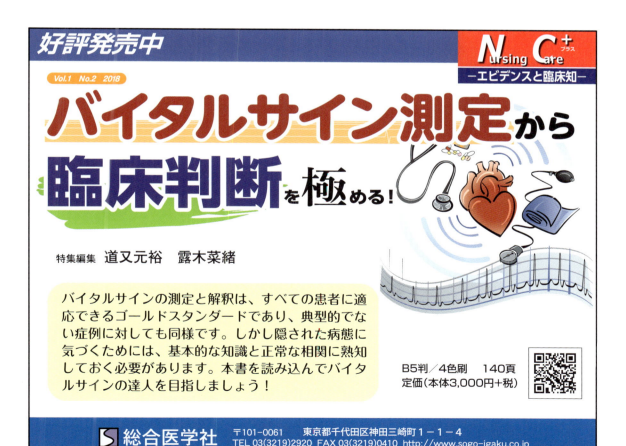

Ⅲ. 術後ケア

術後痛へのケア（術後の痛み管理チーム：Acute Pain Service：APS）
～早期離床をめざしたAPSチーム～

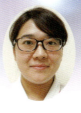

東邦大学医療センター 大森病院
（手術看護認定看護師）
浦田 香苗（うらた かなえ）

エビデンス & 臨床知

エビデンス
- ☑ 術後痛への対応として，APSの導入が効果的である．

臨床知
- ☑ チームで統一した痛みのスケールを使用する．
- ☑ 痛みを継続して評価する．

はじめに

- 術後の痛みは，患者の精神的なストレスとなるだけではなく，呼吸・循環動態にさまざまな影響を及ぼすことが知られています．しかし，術後の痛みを「できるだけ我慢したほうがいいもの」「手術の後は痛くて当たり前」と考えている患者も少なくありません．そのため，看護師は術後に継続し患者の痛みを評価し，痛みに対するケアを実施することが重要です．
- そして，術後痛のケアを行うことは，何より患者の早期離床へもつながります．そして，早期離床は，深部静脈血栓症予防などの周術期の重篤な合併症予防にもつながります．術後痛のケアを実施することは，患者の精神的ストレスを軽減し，周術期のQOLの向上につながります．
- 今回は，術前からはじまり，術中，術後へとつながる術後痛へのケアを解説します．そして，多職種で術後の急性期の痛みの改善に取り組む，APSチームを紹介します．

術前から実施する術後痛へのケア
～痛みの評価スケールとPCA使用方法の説明～

- 術前から患者は，術後痛に対する不安を抱えていることもあります．不安の軽減の目的だけでなく，早期離床をめざした患者支援

著者プロフィール（浦田香苗）
2008年 東邦大学医療センター 大森病院 手術室勤務
2015年 手術看護認定看護師取得

として，患者へ"痛みは我慢しないほうがよいこと"を伝えることが必要です．

臨床知 1　統一したスケールを用いる

術直後から痛みを継続的に評価するため，"痛みの評価スケール"表1の説明を術前から実施します．"痛みの評価スケール"を使用することで，主観的な痛みを客観的に評価することができます．また看護師間だけでなく他職種間でも統一して評価ができます．そのために，患者へ関わるチーム間で統一したスケールを用いることも重要です．

表1　痛みの評価スケール

①VAS：Visual Analog Scale 視覚的アナログスケール
左端を"痛みなし"，右端を"想像できる最悪の痛み"とした100 mmの黒い線に，患者の痛みの程度を表すところに印をつけてもらう方法

②NRS：Numerical Rating Scale 数値評価スケール
痛みを"0から10の11段階"で分け，"0を痛みなし""10を最悪の痛み"とし，痛みの数字を答えてもらう方法

③FRS：Faces Pain Rating Scale フェイススケール
顔の表情で痛みの程度を表したスケールを示し，今の痛みのもっとも当てはまる顔を答えてもらう方法

> **編集委員からの一口アドバイス**
> 痛みは主観的なものですから，患者が訴えられるときは主観的に痛みを評価するスケールの使用が大事です．しかし，痛みを我慢するほうがいいと思っている患者はあえて低く評価することもあります．その際は，CPOT（The Critical-Care Pain Observation Tool）などの客観的痛みのスケールを併用することも有用です．表情のゆがみや筋緊張などは痛みを我慢している可能性があります．また，自分で訴えられない場合には，主観的スケールは用いることができませんから，客観的スケールを用いて評価します．

- また，患者自己調整鎮痛（PCA：patient controlled analgesia）の適切な使用方法の説明も実施します．PCAの使用方法を術前から説明することは，効果的な鎮痛のために重要です．
- PCAは，患者自身で必要に応じて鎮痛薬（局所麻酔薬やオピオイド）を追加投与する方法です[①]．PCAは，"痛くなりはじめたとき"が，使用するタイミング（PCAボタンを押すタイミング）であることを説明します．また，PCAは過剰投与にならないように設定されており，何度押しても問題ないことも併せて説明します．痛みがあるときにボタンを押してもらうことは，PCAに使用した回数をカウントする機能がある場合に，使用した回数と使用した回数のうち有効となった回数との差を確認することで痛みを評価する指標になります．

① PCA（patient controlled analgesia）ポンプの特徴：
持続投与する薬剤流量を設定することができ，ボーラス（PCA）量を設定することで，患者自身で痛みを感じた際にすぐに薬剤を追加投与することができる．また，ロックアウトタイム（ボーラス後，次のボーラスが使用できるようになるまでの時間）を設定することで，過剰投与を防止している．機械式製品と，ディスポーザブル製品があり，また持続流量やボーラス量を設定変更が可能なもの，ボーラス回数およびボーラス有効回数のカウント機能があるものがある．

術中（手術室）からはじまる術後痛へのケア

- 患者は，手術で外科的侵襲を受けたときから痛みを感じています．手術中は，麻酔科医師の全身管理のもと，オピオイドなどの強力な鎮痛薬を使用することにより鎮痛を行っています．もちろん，手術で侵襲が加わった組織の痛みは術後も続きます．そのため，麻酔科医師は手術中に使用している鎮痛薬の使用を終了する前か

ら，術後の呼吸状態などに影響を与えない術後のための痛み管理を開始しています．術中から術後痛への治療ははじまっています．

● そのため，手術室で実施した痛みの対策を知ることも重要です．手術室で実施している痛みの対策には，アセトアミノフェンや非ステロイド性消炎鎮痛薬（NSAIDs）などの鎮痛薬の投与，創部での局所浸潤麻酔の使用，PCAポンプでの薬剤投与の開始などがあります．

● アセトアミノフェンや非ステロイド性消炎鎮痛薬（NSAIDs）を使用した場合には，術後の追加投与のタイミングを考慮するため，術中の投与時間を把握することも必要となります．また，併せて投与量を把握することも必要です．

● そのほかにも麻酔科医師は，術中の痛みの管理のため実施した神経ブロックの薬効が続いているのかを，手術室退室までに評価しています．その評価を把握することも必要です．"神経ブロックの薬効が続いており，痛みがないのか"，もしくは，"神経ブロックの薬効は切れているが静脈注射で実施したほかの鎮痛薬が効いているのか"を知ることは，鎮痛薬の追加が必要になるタイミングをアセスメントすることにもつながります．また，硬膜外カテーテルを留置し，硬膜外麻酔を実施されている場合にも，痛みの程度の評価を実施することも必要となります．

● このように，手術室では麻酔科医師が術後痛対策も考慮し，痛みの管理を実施しているものの，"まったく痛みがない"わけではなく，患者が"許容できる範囲内の痛み"であることもあります．そのため，手術室でも痛みの程度の評価を実施することは必要です．だからこそ，術前に痛みのスケールの説明をする必要があります．術前に痛みのスケールを説明することで，このときから統一したスケールで痛みを評価することができます．

そして，術後の術後痛へのケア

● 術後痛へのケアは，術後痛を評価することからはじまります．患者が痛みを訴えたときに評価するのではなく，継続し術後痛の評価をすることが必要です．それは，痛みが強くなり，"我慢できないほどの痛み"になる前に，鎮痛薬を追加投与することが術後痛へのケアでは重要となるからです．痛みは悪循環するといわれており，"痛み"が発痛物質を産生し，さらに"痛み"を増幅するといわれているからです．

● 痛みの評価をする際，まずは，患者が"痛みを感じているのか""どのようにとらえているのか"を確認します．痛みを感じていても，"つらい痛みなのか""我慢できる程度の痛み"なのか，その痛みの程度を確認したうえで，スケールを用いて評価することが必要です．患者が痛みをどのようにとらえているのかを評価したうえで，統一したスケールを使用して評価を行うことで，継続して患者の痛みを評価することにもつながります．

- 術後痛の評価は，"安静時痛"と"体動時痛"を評価します．また，併せて，吐き気や嘔吐，神経症状などの鎮痛薬使用にともなう副作用がないのかも評価を行うことが必要となります．
- また，PCAを使用し術後痛へのケアを行っている場合，PCAのボーラス使用をしているのかの評価を行います．ボーラスを使用していない理由は，"痛みがない場合"だけではなく，ボーラスを押すことで鎮痛薬が投与されることの十分な説明がなされていなかった場合や，患者がボーラスを押すことに不安や抵抗がある場合もあります．術前に説明がなされていたとしても，その場合には，改めて説明することが必要になる場合もあります．
- PCAで持続して鎮痛薬を投与されている場合には，投与経路（硬膜外注射，静脈注射，神経ブロック）により合併症は異なるため，それぞれの特徴を理解し観察することも必要になります 表2．また，注射液の内容による副作用も局所麻酔薬やオピオイドでも異なります 表3．
- 術後痛へのケアでは，多角的な痛みの管理（multimodal analgesia）が基本といわれています．Multimodal analgesiaは，作用機序および作用部位の異なる鎮痛法を組み合わせて使用する方法です．さまざまな鎮痛法を組み合わせることで相乗効果を得ることができ，薬剤の必要量を減らすことで副作用を減らすことがで

表2 投与経路別による鎮痛薬の利点・副作用

	硬膜外注射	静脈注射	末梢神経ブロック
利点	● 硬膜外投与量は全身投与量より少なくて済む ● カテーテルを留置する硬膜外腔の位置により，鎮痛効果を得る範囲を選択することが可能	● 効果が比較的すみやか	● 硬膜外麻酔などと比較し，より限局した領域を鎮痛することが可能
合併症	● 血圧低下 ● 神経症状 ● 硬膜穿刺後頭痛 ● 硬膜外血腫（抗凝固療法施行患者には，穿刺時・抜去時ともに注意が必要） ● 硬膜外膿瘍 ● カテーテルがくも膜下腔に留置されていた場合，全脊髄くも膜下麻酔の可能性	● 刺入部の発赤・腫脹・痛み・壊死	● 神経障害

表3 使用薬剤別による鎮痛薬の副作用

	局所麻酔薬	オピオイド （強力な鎮痛作用をもつ）
副作用	● アレルギー症状 ● 局所麻酔薬中毒	● 呼吸抑制 ● 悪心・嘔吐 ● 掻痒感

きるといわれています．また，痛みを悪化させないために，鎮痛薬の定時投与（around the clock）も必要といわれています．
● このように術後痛のケアは，さまざまな方法を組み合わせ，継続的に実施されます．
● 痛みを継続的に評価し，痛みを悪化させずに鎮痛薬を使用するケアを実施することが重要です．

東邦大学医療センター 大森病院の APS チームの取り組み

エビデンス 1

急性痛管理（APS）チーム

急性痛とは，組織損傷などによりひき起こされる痛みで，炎症が治まり損傷した組織が修復されれば治るといわれています．システマティックレビュー[1]では，APSによって患者の痛み評価が低下することが明らかになっており，術後痛に対して，APSチームで取り組むことが推奨されています[2]．

[1] Werner MU et al：Does an acute pain service improve postoperative outcome? Anesth Analg 95（5）：1361-72, 2002
（エビデンスレベルⅠ）

[2] Savoia G et al；SIAARTI Study Group：Postoperative pain treatment SIAARTI Recommendations 2010. Short version. Minerva Anestesiol 76（8）：657-67, 2010
※強い推奨

● "麻酔科医師，手術室看護師，手術室薬剤師" の APS ラウンドチームが，平日の午前と午後に PCA ポンプを使用し痛みの管理を実施している患者を対象に，回診を実施しています．回診では，"病棟看護師・病棟薬剤師" も交え，痛みの評価を患者のベッドサイドで実施し，介入を実施しています．

【チームの目的】
　適切な痛みの管理を実施することで，患者の早期離床を促すこと

【チームメンバー】
・ラウンドチーム：麻酔科医師，手術室看護師，手術室薬剤師，臨床工学技士（機器トラブル時）
・病棟チーム：病棟看護師，病棟薬剤師

【回診のスケジュール】
10：00　APSラウンドチームミーティング
病棟看護師が入力した，電子カルテ上の情報をもとに，ミーティング．介入が必要かの評価．
10：30～11：30　APSラウンドチーム　回診
平均10名程度の患者へラウンドを実施．
病棟看護師や病棟薬剤師を交え，患者の評価を実施し，介入を検討．
介入例）硬膜外麻酔でオピオイドによる吐き気がある場合，オピオイドなしの注射液へ変更．

硬膜外麻酔による神経症状がある場合，持続流量の変更.

安静時痛が強い場合，持続流量の増量.

体動時痛が強い場合，ドーズ量の増量.

痛みが軽減しており，ドーズを使用していない場合，カテーテル抜去にむけて持続流量の減量.

14：00～14：30　APSラウンドチーム　回診

午前中に実施した，介入の評価の実施

【APSチーム活動】

・外科医師へのPCAポンプの操作方法の勉強会の実施

・病棟看護師へ勉強会の実施

・データを収集し，課題の検討（PCAが必要な術式や注射液の内容など）

・2ヵ月に一度，ラウンドチーム・病棟チームが集合し会議を実施し，課題の検討（院内統一のルール作りなど）をする

おわりに

●術後痛へのケアは，看護師だけではできませんが，看護師が患者の痛みの評価を実施することから始まると考えています.

●術後痛の評価を継続して実施し，"術後痛を悪化させない"ケアへチームで取り組んでいくことが必要だと考えています.

Ⅲ. 術後ケア

PONV（postoperative nausea and vomiting：術後悪心・嘔吐）へのケア
～術後は気持ち悪くなりたくない!! 予防できるか PONV～

杏林大学医学部付属病院
（主任補佐，手術看護認定看護師）高山 優美

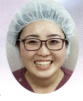

エビデンス & 臨床知

エビデンス
- ☑ 患者のリスク因子を評価し，適切な対応で PONV を予防する．
- ☑ PONV の4大リスク因子は「女性」「非喫煙者」「PONV 既往または乗り物酔いの既往」「術後オピオイド使用」である．

臨床知
- ☑ PONV のリスクを評価しながら問診を行い，事前に情報提供をすることで，患者の精神的ストレスを軽減する．
- ☑ 術前・術中の情報をアセスメントに活かしケアにつなげる．
- ☑ PONV だけを診るのではなく，周術期の視点で患者を看る．

PONV って何？

- PONV（postoperative nausea and vomiting）とは，術後悪心・嘔吐のことです．PONV は手術・麻酔にともなう合併症のうち，痛みに次いで頻度が多く，全身麻酔後 20～30％に発生[1]するといわれています．術後痛よりも耐え難いと患者が訴える場面に直面することも少なくないのではないでしょうか．PONV は気道閉塞や誤嚥のリスクを高めるだけではなく，早期の経口摂取や離床の妨げにもなります．その重症度は，短時間の嘔気から，術後経口摂取再開が困難なレベルまで多岐にわたります．

- PONV は患者満足度を低下させるだけではなく，PONV が続くことで創離開や術後出血，誤嚥性肺炎などの合併症により入院期間の延長につながります．また，ERAS®でも積極的に PONV を予防することが推奨されているため，手術予定患者の PONV のリスク評価を行い，高リスク患者には予防策を講じることが必要です[2]．

[1] 杉村光隆：術後悪心・嘔吐 postoperative nausea and vomiting（PONV）．"歯科麻酔学 第7版"金子 譲 監．医歯薬出版，351-2，2015

[2] 細井卓司 他：術後悪心・嘔吐の予測は可能か？ 日臨麻会誌 37(4)：407-17，2017

著者プロフィール（高山優美）
2007年 八戸看護専門学校卒業後，杏林大学医学部付属病院入職．第一希望の手術部へ配属となる．2014年 東京女子医科大学認定看護師教育センター入学，2015年に手術看護認定看護師資格取得．手術看護認定看護師・主任補佐として手術室だけではなく，周術期管理センターにおいても看護を実践している．
「患者にとってベストは何だろうか？」を考えながら日々看護を実践しています．

なぜ PONV は発生するのか

- 術後にかぎりませんが，悪心・嘔吐は脳幹の延髄毛様体にある嘔吐中枢（vomiting centre：VC）によって惹起されます．嘔吐を誘発する求心路として5つの経路[2]があります 図1．

> ① ドパミン（D_2），αアドレナリン，オピオイド，セロトニン受容体刺激が延髄の最後野にある化学受容器引金帯（chemoreceptor trigger zone：CTZ）を介して VC に至る経路
> ② 上部消化管粘膜・咽頭・縦隔に存在する化学的受容器または機械的受容器がセロトニン（5-HT）などにより活性化され，迷走神経を介し VC に至る経路
> ③ 乗り物酔いなど前庭迷路系から第Ⅷ脳神経を介し VC に至る経路
> ④ 痛みや情動刺激が大脳辺縁系を介し VC に至る経路
> ⑤ 視覚・味覚刺激などが大脳皮質視覚・味覚中枢に入り VC に至る経路

- 嘔吐中枢への求心路はいくつかあり，さまざまな刺激が嘔吐刺激となっていると考えられています．とくに重要なのは CTZ であり，CTZ にはさまざまな神経伝達物質の受容体があります．オピオイド受容体も存在し，オピオイド投与によって PONV が起きやすくなります．
- また，手術に対する不安や恐怖などの情緒刺激や手術室の血液のにおいや病室の食事のにおい，視野なども関与しており，これらの刺激は大脳辺縁系，大脳皮質を経由して VC を刺激します．

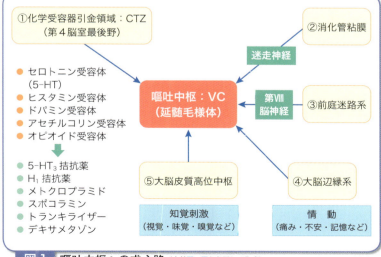

図1　嘔吐中枢への求心路（文献[2]～[5]を参照して作成）

[3] 松田光正：一般的な使用法：デスフルラン麻酔からの覚醒と回復（2）術後悪心・嘔吐（PONV）．日臨麻会誌 36(3)：389-92, 2016

[4] 谷口英喜 編："術後回復を促進させる周術期実践マニュアル　患者さんにDREAM を提供できる周術期管理チームをめざして"．日本医療企画, pp48-9, 158-63, 200-3, 2018

[5] 仙頭佳起 他：患者満足度の向上に果たす周術期管理チームの役割〜術後悪心嘔吐の観点から〜．外科と代謝・栄 52(2)：117-23, 2018

PONV のリスク評価・予防について

● PONV に関するガイドライン[6]では，PONV 管理のためのアルゴリズムが記載されており，以下の構成となっています．

1. PONV のリスク評価を行う
2. PONV 発生のベースラインを減少させる
3. リスクを考慮して PONV 予防のための制吐薬を選択する
4. PONV 発生時の薬剤の選択をする

▌PONV のリスク評価を行う

● 患者のリスク因子には，女性・非喫煙者・肥満・PONV 既往・乗り物酔いの既往・若年者などがあります[7]．
● 手術のリスク因子には，腹腔鏡手術・咽頭手術・眼科手術・生殖器手術・開腹手術・長時間手術などがあります．手術時間が30分延びるごとに60％リスクが増加します．PONV 発症リスクが10％の患者では，30分後には16％に増加します．
● 麻酔のリスク因子には，全身麻酔・2時間以上の揮発性麻酔薬使用・手術中のオピオイド使用などがあります．
● 術後のリスク因子には，オピオイド使用・術後痛・めまい・強制的経口摂取・低ナトリウム血症・低クロール血症などがあります．
● リスク因子の評価としては，**Apfel スコア** 表1 🔍 が推奨されます．

[6] Gan TJ et al：Consensus guidelines for the management of postoperative nausea and vomiting. Anesth Analg 118(1)：85-113, 2014

[7] Apfel CC et al：A simplified risk score for predicting postoperative nausea and vomiting：conclusions from cross-validations between two centers. Anesthesiology 91：693-700, 1999

> **編集委員からの一口アドバイス**
>
> 術後痛は PONV を誘発するため，十分な鎮痛が必要である一方で，オピオイド鎮痛薬自体が嘔気リスクを高めるため，苦慮することが多いです．オピオイドの代わりに非ステロイド性抗炎症薬（NSAIDs）を使用するだけでなく，低酸素血症，低血圧，低血糖，血液の誤嚥などに起因する悪心の除外も重要です．

🔍 **エビデンス1**

表1 Apfel スコア

対象		成人		
リスク因子（各1点）		女性		
		非喫煙者（1ヵ月以上）		
		PONV 既往　または乗り物酔いの既往		
		術後オピオイド使用		
合計点（点）	PONV 発症リスク（%）	0点	10%	低リスク群
		1点	20%	
		2点	40%	中リスク群
		3点	60%	
		4点	80%	高リスク群

リスク因子それぞれを1点とし，合計得点で PONV の発症リスクを予測し，早期に介入することができる．

（文献[3][4][8]を参照して作成）

[8] 日本麻酔科学会・周術期管理チーム委員会 編："周術期管理チームテキスト第3版". 日本麻酔科学会, 2016

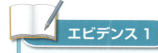

エビデンス 1

PONV の 4 大リスク因子

PONV のリスク因子は，「女性」「非喫煙者」「PONV 既往または乗り物酔いの既往」「術後オピオイド使用」です[7]．女性は男性の 2〜3 倍のリスク因子であり，加齢とともにリスクが低下することからも，若い女性ほど注意が必要です．喫煙者ではタバコが含有する多環芳香族炭化水素による肝臓 cytochrome P450 誘導やニコチン長期曝露にともなう神経受容体の変化などにより，PONV の危険性が少ないとされています．乗り物酔いの既往があると PONV 発症の頻度が高まり，とくに遅発性に発症する PONV リスク因子[2]とされています．

- 術前外来で問診を行いリスクの評価をする必要があります．麻酔科医は得られた PONV リスクの情報をもとに，麻酔薬の種類や制吐薬の使用を検討しています．

臨床知 1

臨床知 1 — 問診について

当院の周術期管理センターで問診をする際に，意図的に情報収集しています．過去の手術歴から，術後に気持ち悪くなったり吐いたりしなかったか，乗り物酔いはしやすいかなど PONV に焦点を絞って問診をすることも必要です．また，呼吸機能リスク評価や禁煙指導のために喫煙歴の確認も行います．当院では，これらの情報収集ができるように問診票に項目を入れて，PONV リスク評価に役だてています．

看護師はリスクが高い患者に対して，術前の介入としては術後に PONV が発症するリスクが高いので嘔気を我慢しないように説明します．術前に，患者が PONV は高頻度に起こる合併症であるという認識をもち，手術中は予防を行っていくことと残念ながら発生した場合には積極的に治療をするという方針を知ることは，術後を見据えてイメージすることができる点で有用です．前もって情報提供をすることで患者自身が自分の経過を予測でき，不安や恐れ，緊張に対しストレスコーピング行動ができる時間があるので，精神的ストレスを減弱させることができます．

- 小児は必ずしも嘔気を訴えることができないため，術後嘔吐（POV）に限定をして評価をします 表2．訴えることが難しいからこそ，リスク評価を行い，予防をしていく必要があります．

表2 Eberhart スコア

対　象		小　児
リスク因子（各1点）		手術時間 30 分以上
		3 歳以上
		斜視手術
		POV の既往または家族に PONV の既往
合計点（点）	PONV 発症リスク（％）	0 点　　　　　　10%
		1 点　　　　　　10%
		2 点　　　　　　30%
		3 点　　　　　　50%
		4 点　　　　　　70%

（文献4を参照して作成）

PONV 発生のベースラインを減少させる

- ベースライン減少の具体的な対策として，以下の項目が挙げられます．
- 可能なかぎり全身麻酔を避けて区域麻酔を選択します．手術中は催吐作用のある吸入麻酔薬・笑気を避けて，完全静脈麻酔（total intravenous anesthesia：TIVA）を検討し，麻酔導入・維持には制吐作用のあるプロポフォールで管理します．また，末梢神経ブロックなどの局所麻酔薬や鎮痛薬を併用することで，術中術後のオピオイド使用量を最小限にします．適切な補水を行い，周術期を通して脱水を予防することで PONV の発生頻度が減少することが示されています．

リスクを考慮して PONV 予防のための制吐薬を選択する

- 制吐薬の選択については，手術終了時にオンダンセトロン 4 mg 静注，麻酔導入前にデキサメタゾン 4 mg 静注，手術終了時にドロペリドール 0.625～1.25 mg 静注します．Apfel スコア各リスク群に対する PONV の予防策として，低リスク群ではとくに必要なく，中リスク群には TIVA またはデキサメタゾン＋オンダンセトロン，高リスク群には TIVA＋デキサメタゾン＋オンダンセトロンが推奨されています．

PONV 発生時の薬剤の選択をする

- ガイドラインで推奨されている予防対策を実施しても PONV が発生してしまった場合は，低リスク群にはまずオンダンセトロン，効果がなければドロペリドール投与となっています．中・高リスク群では，まずドロペリドール，効果がなければジメンヒドリナート投与となっています．

- PONVに関するガイドラインで示されている制吐薬などは，日本ではPONVとしての保険適用が少ないため，ガイドラインをそのまま実施することは難しいとされています．患者のリスク因子を評価し，マルチモーダルなアプローチでPONVの発生率減少に努めることが重要です．

術後悪心・嘔吐の観察とケア

- 術後の患者は，麻酔薬や鎮痛薬などのさまざまな影響で嘔吐中枢が刺激されPONVが起こるリスクがあります．術前の評価で中リスク群の患者には予防薬の投与が勧められます．制吐薬は予防的には手術中からデキサメタゾン，ドロペリドールなどを投与，PONVが出現してからはセロトニン受容体拮抗薬（5-HT$_3$受容体拮抗薬）を投与することが推奨されています．しかし，日本ではPONVに有効な薬剤が保険適用外のため，作用機序の異なる薬剤が投与されることがあります．日本でのPONV予防・治療薬として一般的なメトクロプラミドは，20 mg以上で制吐作用効果があるとされています．メトクロプラミドの副作用として錐体外路症状に注意が必要です．
- 看護によるPONV予防は難しいですが，術後患者の訴えに耳を傾け，よく観察し，早期に気づくことが重要です．中リスク群以上の患者は，PONVのリスクが40％以上のため，より注意をして観察をします．また，**麻酔方法や術後の鎮痛薬についても情報収集**し，リスク評価や術後の観察にも役だてます．　臨床知2

手術室看護師，病棟看護師の視点

臨床知 2

手術室看護師は，PONVのリスクを評価したうえで，麻酔科医師と麻酔方法についての情報共有を行います．術中に使用した麻酔薬や制吐薬，手術内容，嘔気・嘔吐について術後病棟看護師に申し送ります．病棟看護師もPONVのリスクを評価したうえで，術中の情報をアセスメントし術後の観察・ケアに活かしています．これらのことが周術期看護へとつながります．

- PONVの症状の強さ（NRSのようなスケールを用いて評価すると患者の主観的で経時的な評価ができます）
- 嘔吐の量・性状・回数
- 随伴症状（腹部膨満感，排便の有無，腸蠕動）
- 合併症の症状・徴候
- 増悪因子（体動，におい，食事，薬剤など患者によって異なる）

・軽快因子（安静，体位，香り，飲水，口腔ケアなど患者によって異なる）

PONVの主症状とともに，随伴症状や増悪因子・軽快因子を把握して，ケアに活かします[9]．また，術後の介入としてはクローズドクエスチョンで意図的に観察するといったケアも重要と考えます．

[9] 中島恵美子 他監："これならわかる！術前・術後の看護ケア"．ナツメ社，p126, 2019

- 嘔気・嘔吐は，患者にとってとても辛く耐えがたい症状の一つでもあります．大部屋で食事のにおいが嘔気・嘔吐を誘発することもあります．そのため，大部屋や食事の時間は配慮が必要となります．必要時，場所を移動するなどの対策も考えられます．
- 嘔吐物で窒息しないよう，嘔気・嘔吐時は側臥位へ誘導・体位変換をします．痛みや嘔気で辛く自身で動くことが困難な場合は，援助します．患者が安楽でいられるような体位を保持しつつ誤嚥防止に努めます．嘔吐時に備えて，ガーグルベースンやティッシュなどを手に届くところに準備します．患者にとって手に届く場所にガーグルベースンがあるだけでも，安心材料の一つとなります．誤嚥時に備えて，吸引器も使用できるよう準備をしておくと安心です．また，吐物のにおいにも配慮が必要です．すばやく片付け，更衣やシーツ交換を行い，換気を行い，環境を整えます．

MEMO
長掌筋腱と橈側手根屈筋腱の間で手首のしわから3横指中枢側にある「内関（PC6）」図2 というツボ刺激はPONVの予防において制吐薬と同様の効果がある[10]との報告もあります．

[10] Lee A et al：Stimulation of the wrist acupuncture point PC6 for preventing postoperative nausea and vomiting. Cochrane Database Syst Rev, CD003281, 2015

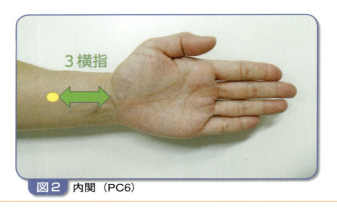

図2 内関（PC6）

多角的なPONV対策

- PONVの予防は，周術期を通した多角的な対策が重要となります．術前・術中・術後を通して，それぞれの対策がチーム医療のもと実践することで，悪心・嘔吐のリスクを減らすことができます．

臨床知3　全人的なケアを忘れずに

患者のPONVの症状だけの一側面をみるのではなく，術後痛や患者の背景・疾患・受容状態など，周術期を通して全人的看護ケアが大切であることも忘れないでください．

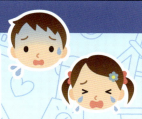

好評発売中！
重症小児患者ケアガイドブック

A5判／本文300頁
定価（本体3,500円＋税）
ISBN978-4-88378-667-1

監修 道又元裕　杏林大学医学部付属病院 看護部 部長
編集 三浦規雅　東京都立小児総合医療センター PICU

- 小児ICUのみならず，成人ICUに入室する患児ケアの指針をエキスパートが網羅！
- 患児の受け入れ，フィジカルアセスメント，基本的な管理，特殊な治療とケアなど満載！

おもな目次
1. 重症小児患者の受け入れ
2. 重症小児患者のフィジカルアセスメントとケア
3. 重症小児患者の基本的な管理とケア
4. 小児集中治療室で行われる特殊な治療とケア

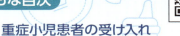

総合医学社　〒101-0061　東京都千代田区神田三崎町1－1－4
TEL 03(3219)2920　FAX 03(3219)0410　http://www.sogo-igaku.co.jp

Ⅲ. 術後ケア

術後せん妄
～せん妄を理解し，今日から術後ケアを変えてみよう！～

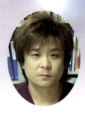

土浦協同病院 脳卒中集中治療室 SCU
（集中ケア認定看護師） 鈴木　淳（すずき　じゅん）

エビデンス＆臨床知

エビデンス
☑ 術後はせん妄の発症率が高くなる．とくに循環器系や整形外科手術で多い．

臨床知
☑ 夜間の騒音や，医療者の不必要な会話を防止するなど，せん妄を誘発するリスクを取り除こう．
☑ 鎮静より鎮痛を優先してアセスメントしよう．

はじめに

> **臨床事例**
> 70歳，男性．食道がん．3領域リンパ節郭清術後．
> 侵襲ライン：気管チューブ，頸部・右胸腔ドレーン，経鼻胃管チューブ，中心静脈ライン，動脈ライン，末梢静脈ライン刺入中．
> 夜間のみ睡眠確保のため鎮静薬を使用していた．術後3病日，人工呼吸器離脱し気管チューブ抜去とともに持続鎮痛薬投与を終了．4病日，誤嚥をもとに肺炎発症．5病日，面会に来院した孫から言動がおかしいと担当看護師に連絡．以下，言動の内容．「なんだ，今ごろやってきて，ずっと待ってたんだよ，早くそこにいる職人さんたちにお茶を振るまえ．（興奮気味に病室の窓を指さし）箪笥の引き出しの奥に茶碗があるから早く持っていってやれ……」

● 臨床でよく見かける光景ではありませんか？　みなさん，何を考えますか？　どう行動しますか？

著者プロフィール（鈴木　淳）
2003年 総合病院土浦協同病院 ICU 入職．2008年より院内呼吸療法サポートチームで活動
2011年 集中ケア認定看護師取得，現在に至る
モットーは「ベッドサイドでディスカッション！」

これってせん妄？　不穏？　それとも認知症？　せん妄についておさらいしよう！

- せん妄は一過性の認知障害といえ，身体疾患や中毒によって惹起される急性で変動する意識障害・認知機能障害と定義づけられています[1]．
- 術後は，創部痛や環境の変化，不動状態，侵襲ラインの存在などによるストレス，さらに高齢者においては，身体的予備能力の低下も加わり，せん妄発症のリスクが高くなります．
- 睡眠障害や見当識障害のほか，医師や看護師などの医療従事者の説明に対する理解が困難になり，注意の集中や維持，転導する能力①が低下するといった意識障害をみとめます．
- ここでいう意識障害とは，意識混濁と意識変容両方を含みます．前者は意識の清明度の系列として，注意力低下＜見当識障害＜傾眠＜半昏睡＜昏睡といった意識レベルの低下をみとめます．周囲の状況に対する注意力低下をみとめ，これが遷延すると昏睡につながります．評価はJCSやGCSで評価されます．後者は軽度の意識混濁をもとに，不安・情動の変動・精神運動興奮の変化などの精神運動障害をみとめます．
- せん妄と不穏はまちがえて解釈されがちですが，定義としては，過剰な精神運動興奮によってひき起こされる非合理的な動作を不穏とよんでいます．
- せん妄と認知症の違いですが，せん妄の場合は症状の出現が早く，またその時期を特定することができます．一日のなかでも症状が変化し可逆性で元に戻ります．一方，認知症は症状出現の時期を明確にすることは難しく，非可逆性で徐々に悪化し元に戻ることはありません．
- 認知症は，意識が清明で一般的に症状は変動しません．早期治療で症状の悪化を遅らせることは可能です．

[1] American Psychiatric Association 著，日本精神神経学会 日本語版用語監修："DSM-5®精神疾患の診断・統計マニュアル"．医学書院，2014

① ある刺激から次の刺激に注意を移すことができないこと．

せん妄のタイプと発生要因を理解し，術後せん妄を予防しよう！

- 術後にせん妄を発症すると，QOLの低下・入院期間の延長や死亡率の増加をまねくといわれています．落ち着きがなく，虫などが見えたり，自分がどこにいるかわからなかったり，ときには興奮など，患者にとってはとても不安な状態にあります．

エビデンス1

せん妄の発症率

入院患者のせん妄発症率は3.1〜54.9％といわれ，とくに手術後には創部痛や入院後の環境の変化，拘束感などから，せん妄の発症率は高くなります．また手術部位別によるせん

> 妄発症率は，循環器系手術や整形外科手術が多いとされています[2].

[2] 一瀬邦弘 他：痴呆性老人の精神症状・問題行動とその対応　せん妄．最新精神医 4(5)：435-42, 1999

● 術後急性に認知症様の症状が出現した場合，せん妄を疑う必要があります．
● せん妄には3つのタイプがあります．以下に示します．

過活動型せん妄（hyperactive delirium）
精神運動興奮が強く，錯乱や易刺激性，衝動行為・不眠などの精神症状を示します．
低活動型せん妄（hypoactive delirium）
反応が乏しく会話が少なくなるなど，無表情・無気力などの精神症状を示します．そのほか，見当識障害や昼間の過眠および・記憶障害・大小便失禁などをみとめます．
混合型せん妄（mixed delirium）
活動過剰型と活動減少型を一日のうちに反復発症します．一般的には，昼間に傾眠傾向を示し，夜間に興奮型せん妄になることが多い傾向にあります．

● これら3タイプのせん妄で，活動減少型せん妄は見逃されやすいといわれています．
● せん妄の発症要因には準備・誘発・直接の3因子があります 表1 ．以下に示します．

準備因子（せん妄を発症しやすい背景因子）
高齢や脳血管障害の既往，認知症の存在，生活習慣病などの脆弱性要因があります．
誘発因子（せん妄発症を促進，もしくは遷延させやすい因子）
感覚遮断，睡眠・覚醒リズムの障害をもたらす入院環境，治療上の身体拘束による可動制限や創部痛，心理的ストレスなどが要因となります．

表1 せん妄の発症要因

準備因子	●60歳以上 ●脳疾患，肺疾患，慢性腎疾患 ●鎮静・睡眠薬の副作用
誘発因子	●感覚刺激の欠如といった環境変化 ●安静臥床 ●心理的ストレス
直接因子	●抗コリン薬や麻薬などの薬物による中毒 ●代謝障害（脱水・低酸素・電解質異常・肝腎不全） ●循環障害（ショック・心不全） ●感染 ●急性脳障害 ●低栄養

> **直接因子**
> 手術侵襲や脱水，低酸素血症，感染症，抗コリン薬など薬物の使用など，せん妄発症の直接因子となります．

- せん妄の治療は，薬物療法で夜間の睡眠確保や興奮の抑制を行います．
- 一般的に用いられているものはハロペリドール（セレネース® ⇔ 5 mg）0.5～1 Aの静注や，経口摂取が可能な患者ではクエチアピン（セロクエル®錠）25～50 mgやリスペリドン（リスパダール®）0.5～2 mgが用いられています．
- これら使用時は，呼吸器や循環器系副作用出現の注意が必要です．

> **臨床知 1　せん妄の誘発因子を取り除く**
> ベッドサイドにいる看護師として，せん妄の予防を考えた場合，先述した発生要因で直接に介入できるのは誘発因子ではないでしょうか？ 夜間の騒音や医療者の不必要な会話の防止や耳栓の使用，可能な範囲で趣味を取り入れてもよいと思います．
> ベッドサイドでの挨拶や新聞・鏡を用いた現状認知への働きかけ，家族の協力があれば面会時間の調整，患者の個別性に合わせた介入が必要となります．

- 日々，カンファレンスで侵襲ラインの必要性や早期離床などを検討していく必要があります．
- 術後創部痛においては，せん妄発症の誘因ともなるため，経時的な評価を行い創部痛を管理していくことが必要となります．

せん妄誘発因子の一つである創部痛，痛みの理解とコントロールの重要性

- 人には感覚神経があり，その神経のAδ線維，C線維が体性痛として脊髄に伝えています．
- Aδ線維は伝導速度が速く，鋭い針で刺すような局在の明瞭な痛みを伝えます．一方，C線維は伝導速度が遅く，局在の不明瞭な鈍い痛みを伝えます．
- 内臓の痛みもAδ線維，C線維といった末梢神経から脊髄に伝えられますが，C線維の割合が多く，複数の脊髄レベルに分散して入力されるといった特徴から，痛みは広い範囲に漠然と感じられます．このことは，病巣から離れた部位に痛みが発生する関連痛の原因になると考えられています．
- 創部痛が持続すると，抑うつや不眠・全身倦怠感をともなってしまいます．

- 痛みの定義について、『がん疼痛の薬物療法に関するガイドライン2014年版』[3]では、国際疼痛学会の定義が採用されており、「実際に何らかの組織損傷が起こった時、あるいは組織損傷が起こりそうな時、あるいはそのような損傷の際に表現されるような、不快な感覚体験および情動体験」とされています。
- つまり患者が痛みを訴えたときは、そのつど対処しなければなりません。
- 痛みにはさまざまあります。原因が誰の目にも明らかな痛みだけでなく、言語表出のなかで不快な情動体験として示されるものはすべて"痛み"に含まれます。この考え方としてトータルペインがあります。以下にトータルペインに含まれる痛みの4つの側面を示します。

> **身体的**：外傷、手術、人工呼吸器不同調による息苦しさ、咽頭痛、治療・処置
> **精神的**：身体拘束、不安・恐怖、ボディイメージの変化、死や病の接近による恐怖
> **社会的**：仕事・経済・家
> **霊 的**：自己存在の無意味感、人生を支えてきた意味・目的の喪失

- これらを原因別に考えてサポートしていく必要があります。
- 手術侵襲と急性痛（創部痛）との関係は、さまざまなサイトカインや以下に示すような化学伝達物質（ケミカルメディエータ）が関与します。

> **ブラジキニン**：血管拡張・血管透過性亢進作用（ヒスタミンの15倍）させます。組織を腫張させ浮腫を生じさせる一方で、痛みをひき起こします。
> **ヒスタミン**：血管拡張作用、過剰に遊離するとアレルギー症状をひき起こします。
> **プロスタグランジン**：細動脈を拡張させ、ブラジキニンによる痛みに対し、さらに痛みをひき起こします 図1 。

[3] 特定非営利活動法人 日本緩和医療学会 緩和医療ガイドライン作成委員会編：" がん疼痛の薬物療法に関するガイドライン2014年版". 金原出版, 2014

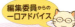

術後は、鎮痛への薬理的介入は必須になります。鎮痛薬の第一選択はオピオイドですが、その適正量を考えることも重要です。たとえば術後痛に対してフェンタニルを用いる場合、1～2μg/kg/時の速さで静注することが、添付文書および日本麻酔科学会『麻酔薬および麻酔関連薬使用ガイドライン』でも推奨されています。現在投与されている量が適正量か否か計算し、そこから患者の年齢や症状に応じて増減を考えていくことが必要です。

図1 術侵襲と急性痛（創部痛）の関係

臨床知 2　鎮痛を優先してアセスメントしよう

鎮痛が不十分だと，過興奮やバイタルサイン変動を抑えるために鎮静薬の投与量が増えてしまい，結果として呼吸抑制・血圧低下に加え過剰鎮静の影響が出やすくなります．

鎮静→鎮痛ではなく，鎮痛→鎮静の順番でアセスメントすることも重要です．

- 患者の創部痛，侵襲的処置・不動状態といったことは，生理的に好ましくない状態です．これらのコントロールは，せん妄予防の一つとして重要です．

痛みのコントロールはせん妄予防のみならず，術後早期回復支援として重要

- 早期経口摂取の開始，早期ドレーン抜去，早期離床などを通じて，術後患者の予後を改善することを目的とした，Enhanced Recovery After Surgery（ERAS®：手術後の回復力強化プログラム）といったプロトコルがあります　図2．
- 痛みの管理はこのような多方面アプローチのなかでは，重要な位置を占めています．
- 術前からの鎮痛アプローチとして，術前からの痛みの存在，不安，若年齢，術式（開腹手術，整形外科手術，開胸手術）の4つが術後痛の危険因子であることが示されています．これらの危険因子が存在する場合には，より積極的な痛みの管理を行うことが望まれます．
- せん妄の評価は，CAM-ICU や ICDSC などが代表的なスケールです．

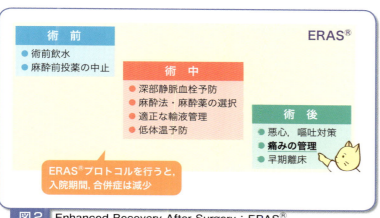

図2　Enhanced Recovery After Surgery：ERAS®

- 痛みの管理においては鎮痛スケールがあり，CPOT：Critical-Care Pain Observation や BPS：Behavioral Pain Scale などが一般的に用いられています．
- 大切なことは，このようなスケールを導入することで，スタッフのせん妄評価の回数が増えるなど，せん妄患者に対し理解していくことが重要です．

事例の振り返り

過大侵襲後，5日めに活動過剰型せん妄を呈しています．術後創部痛や侵襲ラインの存在，安静臥床，肺炎にともなう低酸素血症などがおもな要因として考えられました．適切な鎮痛薬の使用や侵襲ラインの必要性の検討，早期離床などチームで鎮痛・せん妄評価を継続し，せん妄に至るリスク要因を制御していくことが重要と考えられました．

参考文献
1) 劒持雄二：せん妄ケアと鎮痛・鎮静．重症患者の鎮痛・鎮静．急性・重症患者ケア 3(1)：131-42, 2014
2) 谷口英喜：術後回復能力強化プログラムにおける麻酔科医の重要性．麻酔 61(3)：282, 2012

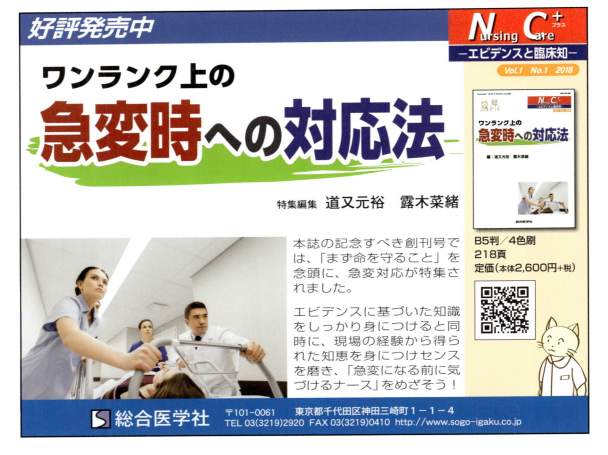

Ⅲ. 術後ケア

術後輸液管理
～結局，輸液管理はどうなってるの？～

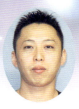

地方独立行政法人 市立秋田総合病院 ICU
（主任，集中ケア認定看護師）
佐川 亮一（さがわりょういち）

エビデンス & 臨床知

エビデンス
- ☑ ERAS®プロトコルでは術後は早期に経口摂取を再開し，術後輸液を終了するケアが推奨される．
- ☑ 周術期の過剰輸液，制限的輸液は術後合併症のリスクになる．

臨床知
- ☑ 周術期の輸液量は zero-fluid balance よりもわずかに多いくらいの輸液量をめざすことが安全である．
- ☑ 輸液製剤は薬剤であり，あらゆる静注薬剤と同じように注意を払うようにする．

術後も含めた輸液療法に関する歴史

- 周術期の輸液療法に関するエビデンスは，時代とともに変わりつつあります．1960年代は周術期の輸液量が飛躍的に増加していました[1]．1990年代に入っても術後体重が4～6 kg 増加し，数日後には心肺関連の合併症が起こる頻度が高かったようです．
- Brandstrup らは，選択的結腸切除術患者の術後の水分投与量，体重の増加にともない，心肺合併症や創傷治癒に関連する合併症が増加することを報告しました[2]．Lobo らは，手術後に3 kg の体重増加をひき起こすような，輸液によるプラスバランスは，選択的結腸切除術を受けている患者の胃腸機能の回復を遅らせ，入院期間を延ばすことを報告しました[3]．このように，周術期の輸液過剰の害が報告されるようになると，2000年代に入り輸液量の過剰投与を控えるといった制限的な輸液管理が推奨されるようになりました．

[1] Roth E et al: Ringer's lactate solution and extracellular fluid volume in the surgical patient: a critical analysis. Ann Surg 169(2): 149-64, 1969
（エビデンスレベルⅣ）

[2] Brandstrup B et al: Effects of intravenous fluid restriction on postoperative complications: comparison of two perioperative fluid regimens: a randomized assessor-blinded multicenter trial. Ann Surg 238(5): 641-8, 2003
（エビデンスレベルⅡ）

[3] Lobo DN et al: Effect of salt and water balance on recovery of gastrointestinal function after elective colonic resection a randomised controlled trial. Lancet 359(9320): 1812-8, 2002
（エビデンスレベルⅡ）

著者プロフィール（佐川亮一）
秋田県立衛生看護学院3年課程卒業．1998年より市立秋田総合病院で勤務，2001年より救急集中治療室（ICU）に勤務．2011年 日本看護協会 看護研修学校 集中ケア学科卒業，集中ケア認定看護師資格取得．ICU 主任看護師

エビデンス1

術後は早期に輸液を終了する

2005年に発表されたEnhanced Recovery After Surgery（ERAS®）では，体液量のzero-fluid balance[4]をめざす周術期輸液管理が推奨されました．術後は早期に経口摂取を開始し輸液を終了するといった管理法がプロトコルに組み込まれています．

[4] Fearon KC et al：Recovery after surgery：a consensus review of clinical care for patients undergoing colonic resection. Clin Nutr 24(3)：466-77, 2005
（エビデンスレベルⅠ）

エビデンス2

過剰な輸液も制限的な輸液もリスク

2018年になりzero-fluid balanceをめざす制限的な輸液は急性腎障害と関連するとの大規模試験の結果[5]が報告されました．
過剰な輸液も制限的な輸液も患者にとってリスクになります．術後輸液管理のみならず，周術期全体を通して調整していく輸液・水分管理が求められます．

[5] Myles PS et al：Restrictive versus liberal fluid therapy for major abdominal surgery. N Engl J Med 378(24)：2263-74, 2018
（エビデンスレベルⅡ）

zero-fluid balanceとは

- 2003年のBrandstrupらは，術前の禁食や輸液，術中のサードスペース分を輸液療法に考慮する群と考慮しない群での比較を行いました[2]．当時は考慮しない群の輸液量がだいぶ少なくなるためにrestricted≒制限と表現していました．しかし彼らは，けっして輸液を制限しているわけではなく，必要量を与える輸液療法である，との考えから過剰に輸液をしないという意味でzero-fluid balanceという用語を用いるようになりました[6]．この輸液療法の考えは，ERAS®プロトコルでも主要なものの一つとなっています．

[6] Brandstrup B et al：Which goal for fluid therapy during colorectal surgery is followed by the best outcome：near-maximal stroke volume or zero fluid balance? Br J Anaesth 109(2)：191-9, 2012
（エビデンスレベルⅡ）

実際の術後輸液量はどれくらいか，BrandstrupらのRCTとMylesらのRCTの輸液レジメンを見てみましょう

BrandstrupらのRCT（2003）

- 輸液制限群患者の術後輸液レジメンでは，手術の残りの日に1,000 mLの5％グルコース（必要に応じてカリウムを含む）を計画し，ドレーンによる喪失分を6％HAES製剤（HES製剤）で補充しました．通常輸液群患者の術後輸液レジメンでは，1,000〜2,000 mLの晶質液を推奨する各診療科のルーチンが行われま

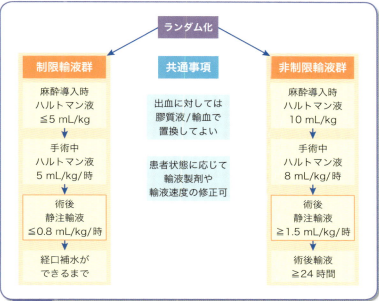

図1 手術中および最大24時間までの制限群および非制限群への輸液投与（文献[7]より引用，筆者和訳）

した．手術当日の輸液総量の中央値は 2,740 mL，通常輸液群の総輸液量の中央値は 5,388 mL でした．術後1日めの制限群の総輸液量の中央値は 500 mL，通常輸液群の総輸液量の中央値は 1,500 mL でした[2]．

Mylesらの RCT（2017）

- 制限輸液群患者の術後輸液レジメンでは 0.8 mL/kg/時以下で経口補水できるまで，非制限群患者の術後輸液レジメンでは 1.5 mL/kg/時以上で 24 時間以上としていました 図1 ．
- 実際は術後の状態に応じて補正を加え，輸液制限群患者での PACU 後の輸液量は 0.9 mL/kg/時，非制限群患者での輸液量は 1.5 mL/kg/時でした．
- 制限群患者の周術期総輸液量（手術当日 24 時間）の中央値は 3,700 mL，非制限群患者の周術期総輸液量（手術当日 24 時間）の中央値は 6,100 mL でした．それぞれの輸液の結果として生じる体重の増加は，輸液制限輸液群患者で 0.3 kg，非制限輸液群患者で 1.6 kg でした[7]．

[7] Myles P et al：Restrictive versus liberal fluid therapy in major abdominal surgery（RELIEF）：rationale and design for a multicentre randomised trial. BMJ Open 7（3）：e015358, 2017
（エビデンスレベルⅡ）

研究者らの見解

- Brandstrup らは Myles らの結果を受け，輸液量に比べ体重増加が緩やかであった背景には，バランスの取れた組成の輸液製剤の使用が一因であるかもしれないと述べています．また，生理的原則が依然として有効であること，循環血液量減少と乏尿の両方を

認識し，輸液治療する必要があることを述べています[8].

[8] Brandstrup B：Finding the Right Balance. N Engl J Med 378(24)：2335-6, 2018
（エビデンスレベルⅥ）

臨床知 1　ある地方自治体市中病院での現状

皆さんの施設の周術期輸液量，体重増加量と比べるとどうでしょうか？　私の所属する病院では，術後にバランスシートでIN-OUTを概算し，手術日の24時間，術後までの輸液量，電解質の補充量を決定する医師と，4-2-1ルール[9]をベースに術後の状態で差し引きして維持量を決定する医師がいます．術後の排液量が多いとき，低血圧や乏尿時などは追加の補充輸液，血管収縮薬を併用する事前指示または医師へ報告する事前指示が設けられています．予定開腹手術患者では，麻酔管理中にプラスバランスとなり術後を迎える症例がほとんどです．結果として，術後輸液を調整しても総輸液量がzero-fluid balanceより多くなる傾向にありますが，過剰にならない範囲に留まることが安全であると思います．

[9] Holliday MA et al：The maintenance need for water in parenteral fluid therapy. Pediatrics 19(5)：823-32, 1957
（エビデンスレベルⅥ）

術後輸液に関わる生理学的な話

体液コンパートメント

● 体液には細胞内液と細胞外液があり，細胞外液は血管やリンパ管内を流れる脈管内液と脈管外で細胞と接する間質液からなっています[10]．周術期患者の体液の区域のなかで，大きな変化を起こすのは細胞外液です．手術に関連して喪失する体液を考えると想像がつくと思います　表1 [11]．

[10] 岡田泰伸：細胞とその環境．"標準生理学 第7版"小澤瀞司 他総編．医学書院, p31, 2009

[11] 柴垣有吾：第6章　輸液（水電解質輸液）の基本．"より理解を深める！体液電解質異常と輸液"．中外医学社, p214, 2017

表1　おもな体液の組成

	Na^+	K^+	Cl^-	HCO_3^-
血漿	140	4	100	24
胃液	60	10	80	0
胆汁	150	5	100	45
膵液	140	4.5	80	90
小腸液	110	5	100	50
大腸液	130	10	120	30
不感蒸散	0	0	0	0
軽度の発汗	20	—	20	—
高度の発汗	40	—	40	—

（文献11より引用）

● 周術期は喪失した体液を，おもに細胞外液類似液で補充します．もちろん，出血量が増加した場合は輸血や循環血漿量を保持しやすい膠質液が使用される場合があります．

輸液した細胞外液はどこへ分布するか

● 多くのテキストでは細胞外液類似液といった晶質液は血管内に1/4または20％程度留まり，残りは血管外へ分布していくと説明されていました．術中，術後に，血圧低下や乏尿が起こると，輸液量を増やし，循環血漿量を維持しようといった考えから，晶質液輸液が過剰になることがありました．しかしながら，血管内容量を増やすために輸液量を増やしても，思ったように血管内容量が増加しなかった[12]事象はめずらしくはなく，サードスペースに漏出しているといった概念が広く知られていました．

[12] Nishimura A et al：The Amount of Fluid Given During Surgery That Leaks Into the Interstitium Correlates With Infused Fluid Volume and Varies Widely Between Patients. Anesth Analg 123（4）：S25-32, 2016
（エビデンスレベルV）

サードスペースとは？

● サードスペースとは非機能的細胞外液ともよばれ，侵襲時に体液が血管外に漏れるようなイメージとして知られた概念でした．昔は，細胞外液の血管から間質への移動は compartment model × Starling principle を用いて解説されていました．現在では endothelial glycocalyx layer（EGL）の関与と revised Starling principle による細胞外液の移動といったより新しい知見で説明されるようになり，侵襲時の炎症による EGL の崩壊と capillary leakage によって促進される体液成分の血管外から間質への細胞外液移動，large pore からの膠質成分の間質への移動によって起こる間質ゲル層の膨潤であるといわれています[13]．

[13] Woodcock TE et al：Revised Starling equation and the glycocalyx model of transvascular fluid exchange：an improved paradigm for prescribing intravenous fluid therapy. Br J Anaesth 108（3）：384-94, 2012
（エビデンスレベルVI）

endothelial glycocalyx layer（EGL）× revised Starling principle とは？[13]

● 血管内皮細胞の表面には EGL といった，海藻のようなゲル層があり，細胞間隙からの体液移動を制御しています．この EGL は，血管内から血管外の間質層へ圧較差により，一方向の水分移動を担っていることがわかりました．ほかにもさまざまな機能がありますが，今回はざっくりと説明を続けます．

● EGL は敗血症や外傷，手術，輸液の急速投与などにより，その構造が崩壊すると，血管内から間質への水分移動が制御できなくなり，血管内から間質へ細胞外液が移動しやすくなります．この状態に細胞外液輸液をすると，傷害部位を中心とした血管内静水圧が高まり，ますます細胞外液が間質へ移動してしまいます．そのほかにも侵襲時には細胞の large pore という孔が増えてアルブミンといった，血漿中の膠質成分まで間質へ移動してしまうため，循環血漿中の膠質浸透圧は低下し，高い浸透圧のほうに水分が移

動するといったことが起こります.

● このような現象が炎症による間質の浮腫であり,サードスペースの正体であると思われます.間質もまたヒアルロン酸などを含みゲル構造をしているようです.間質から血管内へはリンパを介して細胞外液の移動が行われるようです.破壊された EGL がどの程度で修復されるかは定かではありません.このような現象が周術期の輸液療法による間質の浮腫,体重増加に関連しているものと思われます.

輸液による血漿増量効果

● 実際の循環血液量を測定した研究では,手術中の IN-OUT バランス(輸液量−尿量など)はプラスでしたが,術前に比べ術後の循環血液量は減少していました[14].ヘモグロビン濃度を指標にした研究では,輸液量と血管内輸液残存量に相関はありませんでした[12].ヒツジを使った 0.9％食塩液の急速投与の研究では,輸液中は,ヘモグロビン濃度は急速に低下し,投与を中止するとすみやかにヘモグロビン濃度は元に戻りはじめ,180 分後にはヘモグロビンの濃度の希釈はわずかでした.また急速輸液の速度によってヘモグロビン濃度の希釈効果に違いがありました[15].

● これらの研究から,輸液量と血漿増量効果には相関がなく,輸液をしている間だけ速度依存性に血漿増量効果がありますが,経時的には輸液のほとんどは血管外(尿を含む)へ移動していることがわかります.

[14] Rehm M et al：Extra protein loss not caused by surgical bleeding in patients with ovarian cancer. Acta Anaesthesiol Scand 42(1)：39-46, 1998
(エビデンスレベルV)

[15] Svensén CH et al：Elimination rate constant describing clearance of infused fluid from plasma is independent of large infusion volumes of 0.9% saline in sheep. Anesthesiology 101(3)：666-74, 2004
(エビデンスレベルV)

膠質液の血漿増量効果は？

● 生体由来のアルブミンや人工的に作られたデキストラン,ヒドロキシエチルデンプン(HES)を 0.9％食塩液といった晶質液に溶解した輸液を,大まかに膠質液といいます.

● 分子量が大きい溶質を晶質液に溶解しているため,晶質液に比べると,浸透圧が高くなり血管内に水分を保持しようと働きます.つまり,膠質液輸液は血管内容量を増加させる効果が高い特徴があります.しかし,侵襲時には前述した,組織の損傷,炎症やサイトカイン物質の影響から EGL の崩壊と capillary leakage,large pore が増えることで膠質成分もまた,間質に移動してしまい,期待するほど血管内容量の増加が得られないことがわかってきました[13].

晶質液と膠質液を比較,エビデンスは？

● 2004 年の SAFE study では,ICU 患者を対象に,輸液蘇生における 4％アルブミンと 0.9％食塩液の影響を比較しました.頭部外傷患者においては 2 年後の死亡率がアルブミン投与群で多く,

重症敗血症患者ではアルブミン投与群で28日死亡率が低い結果でした[16]〜[18].

- 2008年のVISEP trialでは重症敗血症患者を対象に，10％ HES製剤（日本では未承認）と乳酸リンゲル液による治療を比較しました．90日死亡率がHES群で高く，AKIの発症率や腎代替療法の導入率もHES群で高い結果でした[19].
- 2012年のCHEST trialでは輸液蘇生を必要としたICU患者を対象に，6％ HES製剤と0.9％食塩液，6％ HES製剤と乳酸リンゲル液により比較を行いました．90日死亡率には差がありませんでしたが，腎代替療法の導入率はHES群で高い結果でした[20].
- 2012年の6S trialでは，重症敗血症患者を対象に，6％ HES製剤と0.9％食塩液，6％ HES製剤と乳酸リンゲル液により比較を行いました．90日死亡率がHES群で高く，腎代替療法の導入率もHES群で高い結果でした[21].
- 2013年のCRISTAL trialでは循環血液量減少性ショック患者を対象とし，膠質液と晶質液による治療効果の比較を行いました．28日死亡率に差がなく，腎代替療法の導入率も差がありませんでした．90日死亡率では膠質液群が低く，人工呼吸期間，昇圧薬の使用期間は膠質液群で短いといった結果が得られました[22].
- 2014年のALBIOS studyでは，重症敗血症，敗血症性ショックの患者を対象に，血漿アルブミン濃度3.0 g/dLを目標に20％アルブミン製剤を使用しつつ晶質液輸液をする群と，晶質液輸液のみで治療する群で比較しました．28日死亡率に差はありませんでした．治療開始から7日間における平均動脈圧はアルブミン群で高く，敗血症性ショック患者の90日死亡率はアルブミン群で低かったといった結果でした[23].
- 周術期にかぎったstudyではないのですが，以上の結果から，敗血症性ショックの輸液蘇生の際にはアルブミン製剤を使用しますが，多くの病態では腎障害のリスクとなりえます．肝切除術後や低アルブミン血症が問題となる症例であれば，アルブミン製剤の使用は考慮されると思いますが，術後輸液に関してはHES製剤の出番はあまりなさそうです．

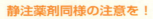

臨床知2　静注薬剤同様の注意を！
輸液製剤もまた薬剤です．必要でない薬剤は有害となりうる可能性があります．あらゆる静注薬剤と同じように注意を払うようにしましょう[24].

[16] Finfer S et al：A comparison of albumin and saline for fluid resuscitation in the intensive care unit. N Engl J Med 350(22)：2247-56, 2004（エビデンスレベルII）

[17] SAFE Study Investigators et al：Saline or albumin for fluid resuscitation in patients with traumatic brain injury. N Engl J Med 357(9)：874-84, 2007（エビデンスレベルII）

[18] SAFE Study Investigators et al：Impact of albumin compared to saline on organ function and mortality of patients with severe sepsis. Intensive Care Med 37(1)：86-96, 2011（エビデンスレベルII）

[19] Brunkhorst FM et al：Intensive insulin therapy and pentastarch resuscitation in severe sepsis. N Engl J Med 358(2)：125-39, 2008（エビデンスレベルII）

[20] Myburgh JA et al：Hydroxyethyl starch or saline for fluid resuscitation in intensive care. N Engl J Med 367(20)：1901-11, 2012（エビデンスレベルI）

[21] Perner A et al：Hydroxyethyl starch 130/0.42 versus Ringer's acetate in severe sepsis. N Engl J Med 367(2)：124-34, 2012（エビデンスレベルII）

[22] Annane D et al：Effects of fluid resuscitation with colloids vs crystalloids on mortality in critically ill patients presenting with hypovolemic shock：the CRISTAL randomized trial. JAMA 310(17)：1809-17, 2013（エビデンスレベルII）

[23] Caironi P et al：Albumin replacement in patients with severe sepsis or septic shock. N Engl J Med 370(15)：1412-21, 2014（エビデンスレベルII）

[24] Myburgh JA et al：Resuscitation fluids. N Engl J Med 369(13)：1243-51, 2013（エビデンスレベルV）

まとめ

- 輸液療法は単純ではありません．患者が重症であればあるほど過

小輸液も過剰輸液も患者にとっては有害となりうるため、輸液の許容範囲は狭くなります。また、輸液反応性を正確に予測するのは困難です。さらにいえば、輸液反応性があることと輸液をすべきかどうかは別問題です[25]。

- 患者の手術耐用能が十分で、手術が過大侵襲でなければ、ヒトのもつ体液調整能力により、極端な輸液量過小の影響はカバーされ、問題となることは少ないと思います。術後に輸液蘇生を必要とする状況が発生した場合、状況に合わせた輸液管理が必要となります。

[25] 髙場章宏 他：輸液プロトコルの有用性：医療の標準化と個別化. Intensivist 9(2)：452, 2017
（エビデンスレベルⅥ）

水・電解質補給に用いられる輸液製剤は、血漿よりも低い「低張電解質輸液」と、電解質濃度が血漿とほぼ等しい「等張電解質輸液」の2種類に大別されます。

「低張電解質輸液」は体液より電解質濃度が低く、細胞内、細胞外ともに移行します。「低張電解質輸液」は1～4号液が該当しますが、これは日本の医学界独自の呼び方です。3号液は維持輸液といわれ、電解質がもっともバランスよく含まれる製剤です。1号液はカリウムを含まないため、腎機能障害など高カリウム血症が否定できない場合にまず用いられます。

一方、「等張電解質輸液」は0号液にあたり、生理食塩水やリンゲル液があります。投与すると細胞内へは移動せず、細胞外に分布して細胞外液量を増やします。そのため術後や緊急時に循環血液量を増加させたいときに用いられます。ただし、生理食塩水を多量に投与するとクロールイオンが過剰になるため、アシドーシスになることがあり、注意が必要です。このように輸液製剤の特徴を押さえておくと、患者の病態に適切な輸液が使用されているか判断できます。

Ⅲ. 術後ケア

周術期における手術後の
リハビリテーションの概要
～術後のリハビリテーションはなぜ行うの？～

■ 筑波大学附属病院リハビリテーション部
（理学療法士）　　　　　　　　　 ふる その　ひろ たか
古薗 弘隆

エビデンス＆臨床知

エビデンス

☑ 術後可及的すみやかにリハビリテーションを行うことによって，呼吸器合併症の発生率を低下させることができる．

☑ ICU-AW を発症すると，その回復に時間がかかり，人工呼吸期間の延長，在院日数の延長，死亡率の増加など起こす．

臨床知

☑ 退院に向けて，入院中から自立した生活をしてもらうことが大切．

☑ 筋力測定に慣れていない場合は，まずは関節を重力に抗して動かせるか，抵抗を加えても耐えられるか定期的に評価してみよう．

はじめに

● 昨今，周術期管理の方法は，安静臥床の長期化による廃用症候群の予防をはじめ，術後合併症の予防や在院日数の短縮，医療費の削減，日常生活動作（activities of daily living：ADL）の維持・向上，そして生活の質（quality of life：QOL）の向上の効果について議論されています．管理方法のなかには，手術前後のリハビリテーションも含まれています．集中治療室（intensive care unit：ICU）入室中，一般病棟入室中にかかわらず，可及的すみやかにリハビリテーションを開始することで，術前リハビリテーションと同様に術後呼吸器合併症の予防，ほかに廃用症候群の予防，せん妄の予防に効果があり，身体的機能や ADL の改善を早めます．そこで本稿では，術後リハビリテーションの目的や手段，その効果や実践方法を紹介します①．

① 術前リハビリテーションについては p60～参照．

著者プロフィール（古薗弘隆）

医療法人高寿会 近畿リハビリテーション学院 卒業後，社会医療法人有隣会 東大阪病院，関西医科大学 総合医療センター，広島大学病院を経て，現職

モットーは「患者の治療や処置，ケアが円滑に行われるよう，リハビリの内容や介入の時間帯などを調整する．そのために他職種の業務内容や意味を理解すること，処置やケアにかかる人数や時間を把握する」

本稿を読んで病棟での生活動作が，リハビリになることを理解していただければ幸いです．

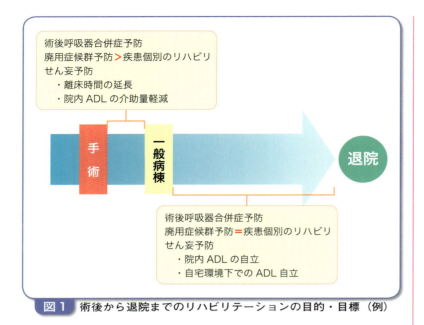

図1 術後から退院までのリハビリテーションの目的・目標（例）

術後リハビリテーションの目的・目標

- 整形外科疾患，脳血管疾患，呼吸器疾患，心臓疾患，消化器疾患に対する手術は，手術の内容やケアの手技・方法が違うのは当然です．しかし，手術による生体反応や環境の変化は，大きく異なりません．それは術後のリハビリテーションにおいても同じように考えることができます．術後呼吸器合併症の予防，廃用症候群の予防，せん妄の予防ができたうえで，疾患に対して個別のリハビリテーションを行うことが重要です．
- 図1 は，手術後，一般病棟転棟後〜退院におけるリハビリテーションの目的・目標の例です．手術後から一般病棟転棟後までは，疾患にかかわらず，術後呼吸器合併症，廃用症候群の予防，せん妄の予防を優先したうえで，疾患に対して個別のリハビリテーションを行います．一般病棟転棟後は，院内ADLの獲得だけでなく，自宅環境下のADL獲得に努めます．

術後呼吸器合併症

- 手術による侵襲は，サイトカインなどの化学伝達物質が炎症，体液・電解質，神経・内分泌系，免疫系，凝固・線溶系に影響を与え，呼吸器，循環器をはじめ，血栓性合併症，術後感染症などさまざまな合併症をひき起こします．

表1　呼吸器合併症の病態

リスク因子	手術による影響	病態・機能低下	術後呼吸器合併症の疾患・病態
年齢，肥満，喫煙歴，慢性呼吸器疾患，閉塞性睡眠時無呼吸症候群，心不全，肺高血圧症，健康状態，代謝および栄養状態	麻酔による自発呼吸の抑制，気管支上皮線毛運動の機能低下，人工呼吸器管理による横隔膜運動の機能低下，換気血流比不均等	肺胞虚脱，下側（荷重側）肺障害，機能的残気量（functional residual capacity：FRC）の低下，咳嗽反射低下，胸郭コンプライアンスの低下	無気肺，呼吸器感染症，気管支攣縮，低酸素血症，慢性肺疾患の増悪，術後呼吸不全（術後48時間以上人工呼吸を必要とする，または再挿管を必要とする）
	手術による肺容量低下，体位の長時間保持，片肺換気，横隔膜神経麻痺，迷走神経枝損傷，術後痛		

エビデンス1

術後早期のリハビリテーションは呼吸器合併症を低下させる

術後呼吸器合併症には，無気肺，肺炎などの呼吸器感染症，気管支攣縮，低酸素血症，慢性肺疾患の増悪，術後呼吸不全（術後48時間以上人工呼吸を必要とする，または再挿管を必要とする）などの疾患・病態が含まれます．これらをひき起こす原因は，年齢や肥満，慢性呼吸器疾患の有無といったリスク因子はもちろん，麻酔，人工呼吸器管理，術中の体位などが関係します 表1 ．術後呼吸器合併症を有すると，QOL低下やICU入室率・滞在日数の増加，死亡率が増加するとの報告があります[1]．術後，可及的すみやかにリハビリテーション（排痰練習，歩行練習，呼吸練習）を行うことによって呼吸器合併症発生率を低下させるといわれています[2]．

[1] Lawrence VA et al：Incidence and hospital stay for cardiac and pulmonary complications after abdominal surgery. J Gen Intern Med 10(12)：671-8，1995
（エビデンスレベルIV）

[2] Lawrence VA et al；American College of Psysicians：Strategies to reduce postop- erative pulmonary complications after noncardio- thoracic surgery：systematic review for the American College of Physicians. Ann Intern Med 144：596-608，2006
（エビデンスレベルI）

『集中治療における早期リハビリテーション～根拠に基づくエキスパートコンセンサス～』（日集中医誌24：255-303, 2017）によれば，「排痰法や呼吸練習を中心とした従来の呼吸理学療法のエビデンスは限られており，ルーチンな実施は控えるべきである」とされております．つまり，排痰方法や呼吸練習に関しては手技によってやらないほうがよいので，包括的ではなく個々の手技と患者への適応をよく検討したうえで選択・実践すべきだということです．

廃用症候群とICU-AW

- 廃用症候群は，疾患を問わず，さまざまな理由による不動化や栄養障害により，筋骨格系や呼吸器，循環器，神経，消化器，泌尿器に障害を生じさせます．
- 重症疾患を治療中もしくは治療後に廃用性の筋萎縮とは考えにくい四肢の筋力低下，麻痺を呈することがあり，これをICU-AW（ICU-acquired weakness）といいます．これは，侵襲・敗血症・多臓器障害を有する重症患者の高血糖，全身性炎症反応症候群により生じる可能性があり，腎代替療法，カテコラミン投与もリスクになる左右対称性の神経筋障害です．

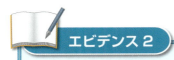

ICU-AW による影響

ICU-AW は，発症すると麻痺が回復するまでに数週から数ヵ月かかるとされており，なかには数年単位の年月を要したケースも報告されています[3]．発症すると人工呼吸期間，ICU在室日数，在院日数は増加し[4]，死亡率も増加します[5][6]．

- しかし，周術期において，術後早期に一般病棟へ転棟することから，病棟での活動性低下や栄養障害によりひき起こされる廃用症候群のほうを防ぐ意識を強くもつことが重要だと考えます．廃用症候群に対するリハビリテーションでは，栄養状態を含めた全身状態を管理し，安全かつ積極的に離床を促す必要があります．リハビリテーションの介入時間にだけ離床するのではなく，トイレへの移動を含めた動作や食事，整容，更衣，清拭といったセルフケアを安全に行ってもらうことは，身体面と認知面の廃用症候群の予防につながります．

せん妄

- せん妄は，急性に生じる注意障害を主体とした精神神経症状の総称です．治療のあらゆる段階で出現します．
- 注意障害のほかに，睡眠覚醒リズムの障害，感情の変動，知覚障害，妄想など，さまざまな症状が夜間を中心に出現します．分類は過活動型せん妄，低活動型せん妄，混合型せん妄に分けられ，低活動型せん妄は，一般的なケアでは気づきにくいため，注意しなければなりません．
- 発症のメカニズムは，さまざまな議論がされています．その一つに，低酸素や全身性の炎症反応などにより発生したサイトカインが脳内に移行し，続発的に神経支持細胞の機能変化をひき起こし発症するという仮説があります．リスク因子には，準備因子（せん妄の準備状態となる要因），誘発因子（単独ではせん妄を起こさないが，他の要因と重なることでせん妄を惹起しうる要因），直接因子（単一でせん妄を起こしうる要因）があります 表2 ．
- 入院中にせん妄を合併すると，主疾患への悪影響はもちろん，新たな疾患の併発，認知症の増悪，在院日数の延長，医療費の増大，死亡率が増加する可能性があります．せん妄に対するリハビリテーションでは，改善に効果があったとする報告はありません．しかし予防に関しては，早期より離床することが効果的であるという報告があります．

[3] Koch S et al：Long-term recovery in critical illness myopathy is complete, contrary to polyneuropathy. Muscle Nerve 50（3）：431-6, 2014
（エビデンスレベルⅣ）

[4] Koch S et al：Critical illness myopathy is frequent：accompanying neuropathy protracts ICU discharge. J Neurol Neurosurg Psychiatry 82：287-93, 2011
（エビデンスレベルⅣ）

[5] Hermans G et al：Acute outcomes and 1-year mortality of intensive care unit- acquired weakness. A cohort study and propensity- matched analysis. Am J Respir Crit Care Med 190：410-20, 2014
（エビデンスレベルⅣ）

[6] Wieske L et al：Impact of ICU-acquired weakness on post-ICU physical functioning：a follow-up study. Crit Care 19：196, 2015
（エビデンスレベルⅣ）

表2	せん妄のリスク因子

準備因子
●高齢，認知機能障害，重篤な身体疾患，頭部に疾患の既往がある，せん妄の既往がある，アルコール多飲

誘発因子
●身体的要因（痛み，便秘，尿閉，脱水，ドレーンなどの留置，身体拘束，視力・聴力低下） ●精神的要因（抑うつ，不安） ●環境変化（入院，転居，明るさ，騒音） ●睡眠障害（不眠，リズム障害）

直接因子
●中枢神経系への活性をもつ物質の摂取（抗コリン薬，ベンゾジアゼピン系抗不安薬，睡眠薬，ステロイド・オピオイド，アルコール，覚醒剤） ●依存性薬物からの離脱 ●中枢神経疾患（脳血管疾患，頭部外傷，脳腫瘍，感染症など） ●全身性疾患（敗血症，代謝性疾患，内分泌疾患，循環器疾患，血液疾患，呼吸不全，重度の外傷や熱傷，悪性腫瘍）

術後の離床，運動するために必要な評価項目

- おもな評価項目は 表3 を参照ください．
- 術後呼吸器合併症による無気肺では，分泌物の増加と手術操作・全身麻酔にともなう術後の肺活量低下，末梢の含気量が低下します．そのため聴診上は肺胞呼吸音が低下します．また肺炎では，ラ音を聴取することが多いです．
- 廃用症候群による筋力低下の評価に，徒手筋力検査（Manual Muscle Test：MMT）という方法があり，徒手的に測ることができるため簡便です．「随意的な筋収縮が可能」「抗重力運動が可能」「徒手的な抵抗に耐えられる」──この3つの指標を用いて5段階で評価します．また，ハンドヘルドダイナモメーターやBiodexなどの筋力測定機器を使用して，客観的に評価を行うことも

表3	術後の離床・運動するための評価項目

手術内容	●術式，術中診断，手術（麻酔）時間，出血量，ドレーン挿入部位など
術後経過	●バイタルサイン（呼吸，循環，意識，体温），In-Out balance（尿量，補液量，ドレーン排液量，出血量，輸血量など），胸腔ドレーンの呼吸性変動やリークの有無など ●人工呼吸器や酸素の使用状況，鎮痛・鎮静薬，カテコラミンの使用状況など
問診	●痛みの質と量（VAS，NRSなど），呼吸困難感の程度，嘔気・めまいの確認など
身体診察	●バイタルサイン（呼吸，循環，意識，体温） ●胸部の視診，触診，打診，聴診（呼吸パターン，胸郭の可動性や左右差，呼吸音の左右差やラ音など） ●チアノーゼや，浮腫，深部静脈血栓症や肺血栓塞栓症を示唆する所見の有無 ●関節可動域，筋力，運動麻痺や感覚障害の有無，認知機能・せん妄の有無など ●皮膚トラブルの有無 ●ADL ●発声，嚥下機能
各検査所見	●画像所見（胸部，術部，頭部など） ●血液・生化学検査，血液ガス所見，各種培養検査
その他	●術前指導内容の習得状況と定着の確認

あります.

● せん妄は，一般的なケアではせん妄全体の 12〜35％しか特定できないという報告があるため，ていねいに評価することは重要です．非 ICU 入室患者の評価として一般的である CAM（Confusion Assessment Method）の簡略化版に three-dimensional Confusion Assessment Method（3D-CAM）というものがあります．3 分間程度で評価を行え，感度は 95％，特異度は 94％を示します．ICU 入室患者であれば，一般的に CAM-ICU が使用されています．

● 脳血管疾患患者は，中枢神経の運動麻痺の回復段階を評価する必要があります．ブルンストロームの回復段階テスト（Brunnstrom Recovery Stage Test：BRS-T）は，4 段階に区別されており，その運動の達成度で回復度を判定します．また体性感覚については，触圧感覚，温冷感覚，痛覚・深部感覚を評価します．触覚は，筆などで他覚的な刺激をした際の強度もしくは量と触感もしくは質に対する主観的な印象をたずねます．さらに閾値の検査では，Semmes-Weinstein monofilament を用いて定量的にとらえることができます．痛覚は，安全ピンなどで刺激をした際の主観的印象をたずねます．深部感覚は，位置覚と運動覚に分けられ，位置覚は，検査肢を受動的に一定の角度に設定し，検査肢を再び同じ位置に設定できるかと，反対肢で同じ角度に設定できるかを評価します．運動覚は，他動的に関節を動かした際の動きと運動方向を答えてもらいます．

● 整形外科疾患患者においては，末梢神経の評価が必要になります．該当する支配領域に沿った筋力の発揮を MMT で評価することや，神経伝達速度にて評価します．体性感覚も同様に支配領域に沿った感覚を評価することや，神経伝達速度にて評価します．

● ほかに，手術記録から出血量などを把握することは重要ですが，頸部や胸部の手術では術中操作による横隔神経麻痺，迷走神経枝損傷の有無を把握する必要があります．横隔神経麻痺になると，X 線写真上にて横隔膜挙上をみとめ，機能的に肺容量の低下をみとめます．迷走神経枝損傷となれば肺迷走神経反射は抑制され，呼吸調節が困難となりますが，リハビリテーションスタッフが精査することは困難です．しかしこれらを念頭におき，動作時や運動時におけるバイタルサインの評価を行うことは重要だと考えます．

術後リハビリテーションの実施

● 現在，開胸・開腹術後の患者を担当する機会が多いため，当院で実施している呼吸器疾患患者における肺葉切除術後のリハビリテーションを中心に述べます．術後呼吸器合併症予防，廃用症候群予防，せん妄予防を念頭においたうえでの周術期の呼吸器リハビリテーションの目的は，換気量の改善として，喀痰・気道分泌物の除去，残存肺や虚脱肺の再膨張促進，呼吸パターンの改善や

呼吸仕事量の減少が挙げられます.

● 肺葉切除により，肺容量は低下しますが，手術部位や，麻酔，術中体位が影響し，呼吸機能が低下することがあります．肺活量は，術後1〜2日では術前の40〜50％，機能的残気量は術前の80％まで低下します．術後7日後の肺活量は70％，機能的残気量は90％まで改善します．それに加え，術創部の痛みにより胸郭の可動性は低下するため，呼吸機能は一時的に著しく低下し，術後呼吸器合併症のリスクは増大します.

● 当院において，肺葉切除術を施された患者は，呼吸・循環動態が安定していれば，術翌日には一般病棟へ転棟します．ICU・HCUにて加療が必要な状態であれば，可能な範囲で離床を促します．車椅子坐位保持の耐久性向上を図ることや移動・移乗動作を含めたトイレ動作の獲得をめざし，ICU・HCU入室中も，可能なかぎり自立した生活をおくれるように介入することは，患者の活動性を向上させて，術後呼吸器合併症，廃用症候群，せん妄予防の一助となります．一般病棟へ転棟後は，上記疾患の発症予防に加えて，院内ADLの拡大，自転車エルゴメータや歩行練習を積極的に行い，換気量の改善を図ります．しかし，痛みの訴えが強い患者に対しては，患者自身による術創部圧迫やポジショニング，痛みのメカニズムを教育，指導を行い，活動性向上を図ります．また，痛みによる咳嗽能力低下から自己喀出不良の患者に対しても，同様に術創部圧迫などを指導します．評価に関しては，表3を介入前後で評価します.

● 胸腔ドレーンや点滴加療の終了にともない，自宅環境下でのADL練習を積極的に行います．階段昇降，床上動作，食事，排泄，着替え，入浴などの基本的ADL（Basic ADL：BADL），さらには，掃除，洗濯，料理，外出など手段的ADL（Instrumental ADL：IADL）について，必要があれば動作指導や患者教育を行います．もしも，呼吸機能低下が残存している場合は，呼吸方法指導に加えて環境の調整や参加支援について患者や家族に教育，指導を行います.

臨床知1

退院に向けて，入院中から自立した生活をしてもらう

術後呼吸器合併症，廃用症候群，せん妄の予防において，十数年前より盛んに早期離床という言葉が使われています．一般病棟においては，離床をすることは当然です．「離床をさせる」という言葉よりも，「退院に向けて，入院中から自立した生活をしてもらう」という言葉のほうが，イメージとして合っていると考えます．

1回のトイレ移動・動作が，起居動作，坐位保持，起立・着座，立位保持，歩行，トイレ動作の練習になるという意識を

もって発症の予防に努めましょう．

| 臨床知 2 | 関節を動かせるか，抵抗を加えても耐えられるか確認してみよう |

筋力測定（MMT）に関して，われわれリハビリテーションスタッフは実施に慣れており，十数分以内に全身の評価を行うことができます．しかし慣れていない看護師の場合は，関節を重力に抗して動かせるか，また，そこから抵抗を加えても耐えられるか否かを定期的に評価することをお勧めします．

おわりに

● 本稿では，術後リハビリテーションの目的や目標，評価，実施内容について述べました．しかし，いまだに術後呼吸器合併症やせん妄に関しては，一定した見解は得られておらず，今後もさまざまな介入方法が検討されると考えます．現時点で，私たち非医師職が最低限行うことに関しては，日々，患者の身体的，精神的側面からアセスメントを行い，常に寄り添ったケアが重要であると考えます．

早期からリハビリテーション介入を行うことは，退院時の Barthel index を有意に改善させることが報告されるなど，効果が期待されています．これにより平成30年診療報酬改定にて「ICUにおける多職種による早期離床・リハビリテーションの取組に係る評価」として，早期離床・リハビリテーション加算が新設されました．また，これまでは，端坐位，立位，歩行と運動機能が優先されていましたが，呼吸機能，嚥下機能，免疫機能，認知機能などさまざまな機能維持，改善，再獲得を支援するための多様な取組を早期から行うことが求められています．一方で，早期離床にはリスクもともないます．血圧低下や不整脈の出現などの合併症や過負荷になると病態悪化にもつながります．現段階で安全にリハビリテーションが行えるのか，どこまで負荷をかけられるのか，多職種チームで検討し，安全を担保しながら介入することが重要です．

Ⅲ. 術後ケア

ドレーン管理
~ドレーンを活かすのは看護師のケアと観察！~

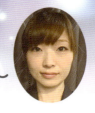

東海大学医学部付属病院 看護部 7B 病棟
(副主任，集中ケア認定看護師) 大久保美香

エビデンス&臨床知

エビデンス
- ☑ ドレーンのミルキングは，ルーチンで行うべきではない．
- ☑ ドレーンが必要な場合は閉鎖式ドレーンとし，手術創とは別の部位から挿入する．ドレーンはできるだけ早期に抜去する．
- ☑ 手術部位感染（surgical site infection：SSI）予防のための至適な抜去時期については，質の高いエビデンスはない．
- ☑ ドレーン刺入部の固定に関しては，有用な報告はない．

臨床知
- ☑ ドレーンがどこに何のために留置されているか，解剖学と術式を理解しよう．
- ☑ テープ固定はスキントラブルに十分注意する．
- ☑ X線撮影時は必ずドレーン位置を確認する．
- ☑ ドレーンの事故抜去予防は固定だけではなく，患者の体位管理も重要．
- ☑ 排液が減ったからといって安心できない．ドレナージ不良の可能性も考えよう．
- ☑ 逆行感染予防のために不必要に排液バッグを持ち上げない．
- ☑ 意識が清明でない患者では，ドレーンチューブの配置に十分注意する．

はじめに

- 術後，その術式によってさまざまなドレーンが留置されます．術後のドレーン管理で大切なことは，ドレーンがどこに，何のために挿入されているのか，どのような排液の性状と量が正常なのか，異常はどのような場合か，どのように対処すればよいのかを理解したうえで観察することです．
- また，使用するドレーンの構造によっても管理方法が異なります．ドレーンの特性を理解したうえで管理することが重要です．ドレーンによっては位置ズレや抜去が生命に関わることもあるの

著者プロフィール（大久保美香）
東海大学健康科学部看護学科卒業．2004年 東海大学医学部付属病院入職．骨髄移植を専門とする無菌室での勤務を経て，2006年から現在まで，7B（ICU・CCU）病棟に勤務
2013年に杏林大学医学部付属病院集中ケア認定看護師教育過程を卒業し，翌年，集中ケア認定看護師を取得．副主任
術後の患者さんの身体的・精神的苦痛が少しでも緩和するように，「患者ファースト」をモットーに日々看護ケアを実践しています．患者さんの身体に挿入されているドレーン一つ一つの声にならない訴えを五感を使って観察しています．

で，安全を十分に考慮した管理をする必要があります．
- また，ドレーンの留置期間が長期になるほどドレーンへの細菌の定着が増加し，感染のリスクが高まるので，なるべく早期に抜去を検討する必要があります．

ドレーンの分類

- まず，ドレーンは留置目的，ドレーンチューブの種類，排液方法によって大きく分類されます 表1 ．留置目的による分類は，①治療的ドレーン，②予防的ドレーン，③インフォメーションドレーンに分類されます．術中に挿入するドレーンは予防とインフォメーションが主となります．予防的ドレーンは術後何らかの異常があった場合に，早期発見や治療に流用する目的で留置されたものをいいます．インフォメーションドレーンは術後体内で生じた

表1 ドレーンの分類

1. 留置目的による分類

目　的	説　明
治療的ドレーン	体内にある血液や滲出液，空気などで正常な臓器が障害されている場合に，それらを体外に誘導するドレーン
予防的ドレーン	予測される血液や滲出液，空気などの貯留を防止するためのドレーン．手術時に留置される
インフォメーションドレーン	術後体内で生じた出血やエアリーク，感染などの情報をすみやかに知るためのドレーン

2. ドレーンチューブの種類による分類

種　類	説　明	注意点
ペンローズ	●毛細管現象でドレナージを期待したフィルム状	●軟らかい ●位置がズレやすい
デュープル，プリーツ	●ドレーンチューブの壁内の多数の小孔（デュープル）やチューブ内腔面のスリット（プリーツ）で毛細管現象を期待	●形状が安定 ●チューブが固め
ストレート	●シンプルな単孔チューブ	
マルチスリット	●複数のスリットをもつ	●閉塞しにくい ●入れ替えがしにくい
トロッカー	●外套チューブ内に内套針を入れて留置するタイプ	●目的の方向に留置しやすい ●チューブが硬い

3. 排液方法による分類

方　法	説　明	注意点
閉鎖式	●ドレーンチューブに排液バッグを直接接続したもの．ベッドの高低差などの自然圧を利用して排液する受動的吸引と吸引圧をかけて排液する能動的吸引がある． ●受動的ドレーンの場合，サイフォン効果を利用しているため，ドレーンバッグを不必要に持ち上げない．	●バネまたは風船による吸引装置はバッグ内の排液量により吸引圧が変化する． ●排液が多い場合は，陰圧の確認を頻繁にすることが必要
開放式	●ドレーンチューブを体外で切離し，ガーゼなどに排液を行うもの	●逆行感染，皮膚トラブルなどを起こしやすい

出血やエアリーク，感染などの情報をすみやかに知るためのドレーンをいいます．術式によっては，予防ドレーンの効果が示されていないものもあります．
- 排液方法については，①閉鎖式ドレーンと，②開放式ドレーンに分類されます．閉鎖式ドレーンはさらに，能動的ドレナージと受動的ドレナージに分類されます．能動的ドレナージは，バネまたは風船による吸引装置（J-VAC®やSBバック®）などがあり，これらのドレーンは，排液量によって陰圧が低下するので，排液量が多い場合は，こまめに陰圧を確認する必要があります．一方，受動的ドレナージは吸引装置を用いず，自然落下で排液します．サイフォンの原理を使用しているため，ドレーンを刺入部より高く持ち上げると逆行感染のリスクを高めます．
- 患者に挿入されているドレーンの特性を理解して管理する必要があります．

ドレーン管理の基本

排液の観察

- 術後のドレーン排液の観察は，排液の色調変化と量を観察します．術直後は後出血徴候の観察のため，排液の血性度と量が重要な情報となります．術後出血は，術直後から24時間以内に起こることが多く，100 mL/時間以上の血性排液をみとめる場合は，後出血が考えられます．後出血が疑われる場合は，排液の量を含めた水分出納や意識レベル，血圧低下，頻脈，尿量低下など出血による血行動態の変化を確認し，医師へ報告する必要があります．術後に血圧の低下や頻脈がみられた場合は，ドレーンの排液も確認しましょう．体位交換をした後などに，一時的に排液量の増加がみられる場合もあります．体内に貯まっていた排液が排出され，一時的に量が増加した可能性もあるので，バイタルサインなどを確認し，異常の有無を判断します．

臨床知1　術式や解剖を理解し観察する

術直後は血性であった排液が徐々に淡血性から漿液性へと変化していきます．排液の色調はドレーン留置の目的や部位によって異なります．ドレーンが留置されている部位を確認し，どのような色調の排液が正常なのかを理解したうえで観察することが必要です．とくに消化器系のドレーンでは，排液の色調が縫合不全や感染を示す重要な情報となります．どのような吻合をされているのか術式や解剖図を理解し，観察することが重要です．

ドレーンの固定

- ドレーンの固定方法は，ドレーンの種類や挿入部位によって異なります．ドレーン固定で大事なことは，排液がドレナージされやすいように固定をすることです．また，ドレーンの固定により計画外抜去を防ぐ目的もあります．
- ドレーンの固定は，刺入部の固定と刺入部以外の固定の2ヵ所を行います．まず，刺入部の固定はフィルムドレッシング材かガーゼで固定します．フィルムドレッシング材の場合は刺入部の観察が容易ですが，ガーゼは剥がさないと刺入部の観察をすることができません．ドレーンによっては刺入部の皮膚を縫合固定されている場合もありますが，縫合固定をしていても患者の体動などによりドレーンにテンションがかかり，位置が変化することがあります．刺入部をドレッシング材やガーゼで固定するだけではなく，ドレナージチューブをテープで皮膚に固定します．

臨床知 2　スキントラブルに注意

テープで皮膚に固定をするときに，テープを引っ張るように貼ると緊張性水疱などのスキントラブルをきたしやすいです．とくに術後は浮腫などにより皮膚が脆弱な状態になっているので注意しましょう．

- 皮膚の状態によっては，予防的に皮膚保護材を使用することでスキントラブルを予防することができます．

挿入位置の観察

- 術直後はまず，ドレーンを刺入部までたどり，どこから挿入されているかを確認しましょう．複数のドレーンが挿入されている場合は，刺入部付近でドレーンが交差したりしていることもあります．胸腔ドレーンなどX線撮影で先端の位置確認が可能なドレーンについては，術後に撮影したX線での確認を行います．

臨床知 3　X線撮影時はドレーンの位置を確認する

その後は，日々撮影したX線を前回撮影したX線と比べて位置に変化がないかを確認することが重要です．X線撮影を行ったときには，必ず挿入しているドレーンの位置を確認しましょう．

編集委員からの一口アドバイス

ドレーン管理で重要なことは，ドレーンの留置部位，目的，正常，異常，異常時の対応を整理しておくことです．とくに腹部手術後はドレーンの数が多くなりますが，目的のないドレーンはありませんから，大変でもすべて理解しておく必要があります．

ドレーンの留置部位は大きく分けて2種類あります．生成物をドレナージするドレーンと吻合部からの滲出液やリーク物をドレナージするドレーンです．生成物は胆汁，膵液などです．たとえば膵管ドレーンの排液は膵液でなくてはなりませんが，膵管付近の吻合部ドレーンから膵液がドレナージされれば異常です．同じ膵液がドレナージされてもどのドレーンからの排液かによって正常と異常は異なります．また，生成物は正常時はどの程度の量が生成されるのかがわかれば，それよりも「少ない」「多い」と異常が判断できます．このように，ドレーンを観察していくことが重要なのです．

● ドレーンの刺入部付近にマーキングを行いズレがないかを確認する方法もあります．ドレーンのマーキングを観察することで，位置ズレを確認することができます．しかし，これはあくまで体表でのドレーンの位置異常の確認であり，ガーゼ内や体内の位置異常を確認することはできません．マーキングがズレていないからといって安心せず，排液量の変化，画像所見などで総合的に判断しましょう．

臨床知 4

体位管理も重要

体位交換やリハビリテーション施行後などはドレーンの位置に異常がないか観察するようにしましょう．

ドレーンの閉塞予防

臨床知 5

排液量減少時はドレナージ不良も疑う

術後に，ドレーンの排液量が急に減少したときは，ドレナージ不良や閉塞を疑います．まずは，排液バッグからドレナージチューブ，刺入部までをたどって観察しましょう．チューブ内が組織片や凝固血塊で詰まっていたり，閉塞により刺入部から滲出液が漏出している可能性があります．

エビデンス 1

ミルキングは厳禁

閉塞が疑われる場合に，ミルキングやドレーンをしごく（strip）操作は，ドレーン内を過度に陰圧にし，組織傷害をまねく可能性もあるため，ルーチンでの実施は推奨されていません[1]．脳室・脳槽ドレーンについては，ドレーンが細く脆い素材なので，鉗子などの器具を用いたミルキングは厳禁です．体位交換などのケアをする際は，ドレーンが屈曲していないかを確認しましょう．

[1] Day TG et al：Is manipulation of mediastinal chest drains useful or harmful after cardiac surgery? Interact Cardiovasc Thorac Surg 7：888-90, 2008

感染予防

臨床知 6　不必要に排液バッグを持ち上げない

周術期管理で手術部位感染（surgical site infection：SSI）の予防も重要です．挿入時は無菌であったドレーンへの細菌の定着は感染の原因となります．ドレーンにおける感染の原因は，皮膚の常在菌や病原菌などによる刺入部の汚染・感染，ドレーンと排液バッグの接続部からの汚染，排液の逆流による逆行感染などがあります．不必要に排液バッグを持ち上げないといった意識が大切です．

エビデンス2　感染リスクを低減させるために

切開創を通すドレーンは切開部創感染の危険性を増加させるため，手術切開部とは離れた別の創を通すことが推奨されています．また，開放式ドレーンよりも閉鎖式ドレーンのほうが感染のリスクを低減できると考えられています[2][3]．
ドレーンへの細菌の定着は，ドレーン留置期間が長くなるとともに増加するため，できるだけ早期に抜去する必要があります．ドレーンの抜去時期についてはドレーンによって異なりますが，その排液の性状や量の変化により判断します．

[2] CDC.Guideline for prevention of surgical site infection, 1999
https://www.cdc.gov/hai/pdfs/SSI guidelines.pdf
（エビデンスレベルⅠ）

[3] World Health Organization："Global Guidelines for Prevention of Surgical Site Infection". WHO press, 2016

● ドレーン刺入部も定期的に観察をしましょう．ドレーン刺入部に炎症の四徴（腫脹，発赤，熱感，痛み）がないかを確認します．

抜去時の対応

● 患者の体動や離床時にテンションがかかったり，固定が不十分なことにより，ドレーンの計画外抜去が起こるおそれがあります．

臨床知 7　意識が低下している患者のチューブの配置に注意する

鎮静下などで意識が清明でない患者の手元にドレーンチューブがあると，無意識にそれをつかみ，引っ張ってしまうおそれがあります．患者の手元に枕などを配置することで，ドレーンチューブが届かないよう予防することができます．同様に下肢の動きによってドレーンチューブが引っ

張られないように，ドレーンチューブを配置しましょう．

●ドレーンが抜けているところを発見したら，あわてず迅速に対応しましょう．まずは，医師へ報告します．その際に，抜去されたドレーンが先端まで抜けているか，切断などにより体内に残っていないかを確認します．途中まで抜けてしまったドレーンを体内に挿入しようとしたり，引っ張って抜いてはいけません．胸腔ドレーンや心嚢・縦隔ドレーンなどは，抜去により生命に危機的状況をきたすおそれがあります．各ドレーンに応じた対応方法を取る必要があります **表2**．

表2　各ドレーンにおける抜去時の対応と観察

ドレーンの種類	抜去時の対応	観察項目
脳室ドレーン脳槽ドレーン	●抜去部を清潔ガーゼで覆う ●頭蓋内圧コントロールのため，頭部の高さをそのままにする	●意識レベル，神経所見の変化 ●呼吸状態の変化
胸腔ドレーン	●すみやかに抜去部に清潔ガーゼを当て，胸腔に空気が入らないようにする ●密閉性の高いフィルム材を用いて密閉する ●脳圧換気下では緊張性気胸になる可能性が高いため，すみやかな対応が必要	●呼吸状態の変化（左右の胸郭の動き，SpO$_2$の変化，呼吸音，呼吸苦の有無） ●バイタルサインの変動
心嚢ドレーン縦隔ドレーン	●抜去部を清潔ガーゼで覆う	●心嚢液貯留による心タンポナーデ徴候（血圧低下，心音減弱，頸動脈怒張）の観察 ●バイタルサインの変化
消化器系ドレーン	●抜去部を清潔ガーゼで覆う ●滲出液が多い場合は，皮膚が汚染されないようにする	●バイタルサインの変化 ●ドレーンの排液性状

まとめ

●術後のドレーン管理は，その目的，種類，特徴をよく理解して観察をすることが重要です．ドレーンから得られる情報を術後のアセスメントに活かしましょう．

参考文献

1）道又元裕 監："ドレーン管理デビュー　はじめてでも　すぐできる　すぐ動ける"．学研メディカル秀潤社，pp10-65，2015

2）志馬伸朗："ICU 感染制御を究める"．南江堂，pp82-91，2017

Nursing Care$^+$ —エビデンスと臨床知— Vo.2　No.1　2019　　167

Ⅲ. 術後ケア

術後創管理と感染予防
～創管理は全身と局所のアセスメントでSSIを予防しよう～

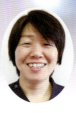

杏林大学医学部付属病院
（皮膚・排泄ケア認定看護師） 二ッ橋未来（ふたつばしみき）

エビデンス & 臨床知

エビデンス
- ☑ 創傷治癒を阻害させる要因を排除/改善する．
- ☑ 手術前からの皮膚の清潔とバリア機能の保持は大切．
- ☑ 閉鎖創のドレッシング材は術後24～48時間貼付する．

臨床知
- ☑ 術後48時間以内でも，滲出液の程度によってはドレッシング材の貼り替えを検討する．
- ☑ 術後創傷の消毒は原則不要．
- ☑ 創洗浄は細菌を減少させ，創傷治癒促進の手助けになる．

はじめに

- 「治る傷」と「治りにくい傷」はどういった違いがあるのでしょうか．創傷治癒過程が正常に働けば，組織は早期に修復しますが，背景にある基礎疾患や部位によって，重症度や治癒期間に影響してきます．それらを踏まえてアセスメントしていく必要があります．
- 感染や栄養状態，糖尿病などの基礎疾患など，何らかの要因で創傷治癒が阻害され難治化した場合は，患者のQOLを低下させ，苦痛をともなう治療が必要になることもあります．
- 看護師は，患者からの主観的情報と全身的・局所的な要素からの客観的情報で総合的に判断し，ケアを行っていく必要があります．
- この稿では，創傷治癒の基礎，創傷管理と手術部位感染症（surgical site infection：SSI）のアセスメントとケアについて考えていきます．

著者プロフィール（二ッ橋未来）
2000年 東京都立清瀬小児病院入職，2011年 杏林大学医学部付属病院入職，同年 皮膚・排泄ケア認定看護師となり，現在 小児科/小児外科病棟勤務

皮膚の構造

- 皮膚は人体最大の臓器であり，成人では体重の約16%を占めています．表皮・真皮・皮下組織の3層構造です．さらに表皮は角質層・顆粒層・有棘層・基底層の4層から成り，角質層は外部からのバリア機能の役割をはたす重要な器官です．

エビデンス1

手術前の皮膚のケア

皮膚のバリア機能を保持することは感染予防の観点からも重要です．バリア機能が破綻すると，皮膚の脆弱性が増し，スキンテアや失禁関連皮膚炎（incontinence-associated dermatitis：IAD），感染やアレルギー症状をひき起こしやすくなります．それは，術前処置の剃毛や除毛も例外ではありません．剃毛を行うことで皮膚に微細な傷を生じ術後感染を起こす可能性があるため，必要な場合には術直前に電動クリッパーで実施することが推奨されています[1]．また，皮膚の常在菌や細菌の増殖を抑制させる目的で，術前の入浴やシャワーで皮膚の清潔を保つこともSSI予防のために推奨されています[2]．

[1] WHO：Global guidelines for the prevention of surgical site infection, 2016. WHO Surgical Site infection Prevention Guidelines Web Appendix 7 Summary of a systematic review on the effectiveness and optimal method of hair removal
https://www.who.int/gpsc/appendix7.pdf
※強い推奨，中等度のエビデンス

[2] WHO：Global guidelines for the prevention of surgical site infection, 2016. WHO Surgical Site Infection Prevention Guidelines Web Appendix 2 Summary of a systematic review on preoperative bathing
https://www.who.int/gpsc/appendix2.pdf
※条件付きの推奨，中等度のエビデンス

急性創傷

- 創傷は，治癒期間により急性創傷と慢性創傷に分けられます．文献により差はありますが，3週間程度で治癒しない創傷は慢性創傷とされています．術後創は順調な治癒経過をたどることが多いですが，栄養状態の低下や糖尿病，免疫機能の低下など，基礎疾患により慢性化しやすいため注意が必要です．

創傷の治癒過程

- 創傷治癒は，組織によって治癒過程に違いがあります．毛包の残る部位での浅い創傷であれば，表皮細胞が遊走し再生して治癒をします．真皮や皮下組織，筋膜に達する創傷では，瘢痕組織により修復されていきます 図1．
- 創傷が発生すると，①血液凝固期，②炎症期，③増殖期，④成熟期という過程を経て治癒に向かいます．創傷発生により①出血が生じ，血小板により血液凝固，血小板由来成長因子などのサイトカインを放出し，白血球や線維芽細胞の増殖を活性化させます．②好中球やリンパ球，マクロファージなどの炎症性細胞が細菌や壊死組織を除去・攻撃し，創部の清浄化を図ります．③肉芽組織である新生血管や線維芽細胞，細胞外マトリックスなどが形成さ

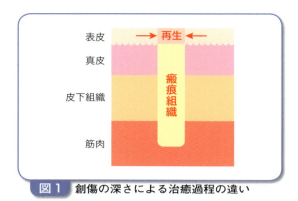

図1 創傷の深さによる治癒過程の違い

表1 創傷治癒に影響を与える因子

全身的要因	局所的要因
●栄養 ●基礎疾患 　（糖尿病，腎不全，心不全など） ●放射線 ●薬物 ●ホルモン ●酸素 ●ストレス	●感染 ●異物 ●壊死組織 ●不適切な手術や処置 ●乾燥 ●部位（関節部・頭部・下肢など）

　れていきます．この細胞外マトリックスはコラーゲン，ヒアルロン酸などで合成され，欠損部が肉芽組織で埋まります．線維芽細胞のなかでも筋線維芽細胞が強い創収縮をひき起こし，創が閉鎖していきます．④瘢痕組織となり，線維芽細胞がアポトーシスを起こすことで，瘢痕部が白色を帯びてきます．また，コラーゲンの合成により創部が強固となります．

● 真皮や筋膜の修復は1ヵ月以上かかるといわれています．しかし，表皮では表皮細胞による再生が48時間で創縁の接着が進むため，感染や縫合に問題なければ術後3日めでシャワーが可能となります．また，慢性創傷になると炎症期が遷延しています．創傷治癒が遷延し慢性創傷になる要因としては，表1 に記載します．

創傷治癒に影響を与える因子

全身的要因

● 周術期の栄養や血糖は術前から管理することで，術後合併症を減少させすみやかな創傷治癒過程をたどっていくためにも重要な介入です．低栄養は創傷治癒が遷延し[3]，創離開や感染，縫合不全の発生率が高くなります．糖尿病による長期的な高血糖状態にあると，血管障害が進行し血管内皮細胞の遊走が抑制され創傷治癒遅延に至ります①．

[3] Wada A et al : Effects of Parenteral Amino Acid Administration on the Postoperative Nutritional Status and Wound Healing of Protein-Malnourished Rats. J Nutr Sci Vitaminol 64 : 34-40, 2018

① 栄養，血糖管理については p66〜を参照．

● そのほかの全身的要因としては，肺疾患や心不全により低酸素状態となると，炎症期・増殖期ともに細胞の分裂，増殖などに必要な酸素量が通常の3倍程度必要になるため，創傷治癒遅延が起こり，虚血では感染のリスクも増します．虚血創傷には高圧酸素が有効であり[4]，創傷治癒に酸素は必要不可欠となります．身体的・精神的ストレスは副腎からコルチゾール分泌が増し，免疫機能の抑制の結果，感染や細胞増殖機能の低下をまねきます．

[4] Rao C et al：Effects of topical oxygen therapy on ischemic wound healing. J Phys Ther Sci 28(1)：118-23, 2016

局所的要因

● 感染は細菌が創部に定着し，宿主の防御力よりも細菌の数や感染力が勝ったときに創感染となります．細菌のバイオフィルムで好中球がアポトーシスに陥る[5]ことが，創傷の悪化や治癒の遅延に影響しているといわれています．異物や壊死組織は感染源ともなり，物理的にも創傷治癒を阻害します．

[5] Bjarnsholt T et al：Why chronic wounds will not heal： a novel hypothesis. Wound Repair Regen 16(1)：2-10, 2008

● 創傷部位での違いでは，関節部などよく動かす場所では組織が引っ張られ血流障害が起きたり，瘢痕が大きくなったりします．また，頭部では血流が豊富で真皮が厚いため，他の部位より早い創傷治癒が見込めます．

● 不適切な処置によって創部に緊張をかけたり不必要な組織損傷があると，創傷治癒遅延や創離開のリスクが増します．そのため創部の安静や適切な痛みの管理を行うことが，スムーズな創傷治癒につながります．また，不適切な創部の消毒も創傷治癒遅延につながります．消毒薬は細胞毒性があり，むやみに使用するものではありません．

臨床知 1

消毒は必要か

以前は創部周囲の皮膚の殺菌を目的に，毎日のように消毒しガーゼ交換を行ってきました．汚染創や感染創では細菌の減少を目的に，ヨードなどの消毒薬を治療に用います．しかし，閉鎖創の感染予防効果としての消毒の可否は明らかなエビデンスはありません．現在では創周囲皮膚を消毒してもSSIの発生には影響はないと考えられています．

消毒は正常な細胞には有害です．また処置時にガーゼが滲出液により乾いた創部と固着し，ガーゼ交換時に再生した組織まで剥がしてしまうことになり，結果，創傷治癒を遅らせる原因にもなります．明らかな感染徴候がある場合には消毒薬の使用が容認されていますが，清潔・準清潔創では湿潤環境を保持し創傷治癒促進を図り，不必要な消毒は避けるべきだと考えます．

創傷治癒の形態（図2）

- **一次治癒**：縫合やテーピングにより接着させ閉鎖します．欠損部が少なく，短期間で治癒します（図2A）．
- **二次治癒**：開放創のまま創傷治癒を促し，瘢痕治癒となります．欠損部が大きいほど治癒には時間がかかります（図2B）．
- **三次治癒（遷延一次治癒）**：開放創の経過中に閉鎖し治癒させます（図2C）．

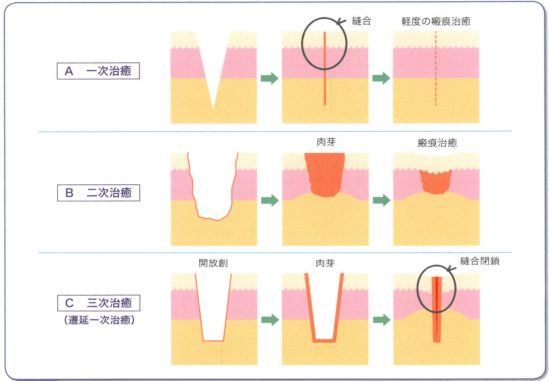

図2　創傷治癒の形態

表2　汚染度による創の分類

創の分類	対象となる手術
Class Ⅰ/清潔創（Clean）	炎症がなく，呼吸器，消化器，生殖器，非感染の尿路に到達していない非感染性の創部．清潔創は一期的に閉創されている
Class Ⅱ/準清潔創（Clean-Contaminated）	呼吸器，消化器，生殖器，尿路に到達した手術創であり，よく管理されて異常な汚染がみられない創部．とくに，感染のエビデンスがなく，手術にて大きな破綻がなければ，胆道，虫垂，膣，口腔咽頭を含んだ手術はこのカテゴリーに含まれる
Class Ⅲ/汚染創（Contaminated）	開放性で新鮮な偶発的創部．滅菌手技にて大きな破綻（開胸心臓マッサージなど）もしくは消化管からの大量漏出のある手術．急性の非化膿性炎症がみられる切開創はこのカテゴリーに含まれる
Class Ⅳ/感染創（Dirty-Infected）	壊死組織が残っている陳旧性外傷および臨床的感染もしくは消化管穿孔をともなう創

（文献6を参照して作成）

創分類 表2

- 創は汚染度により4つに分類されます[6]．消化管穿孔などではSSIのリスクは非常に高くなります．

[6] Mangram A et al：Guideline for Prevention of Surgical Site Infection, 1999. Infect control hosp epidemiol 20(4)：247-80, 1999

清潔創や準清潔創の術後創管理

- 手術室からきれいに縫合され滅菌ドレッシング材で閉鎖された創では，術後24〜48時間は被覆した状態を保ちます．前述したように，48時間で表皮細胞による再生が進むため，それまでは，ドレッシング材を剥がさずに管理をします．適切な湿潤環境を保ち，創部も観察しやすいようなドレッシング材 図3 もあります．
- 手術後の数日は，通常，創部からの滲出液や腫脹があります．術後3日めごろには滲出液が減少してきますが，発赤や熱感，滲出液過多や粘性の滲出液，痛みが生じる場合には，創の局所感染や滲出液の貯留などが考えられます．

エビデンス2

術後の被覆

手術後の一次閉鎖された創は24〜48時間までは被覆を勧めています．前述したとおり，術後3日め以降は上皮形成が進んでいるため，細菌の侵入が防げるからです．CDCガイドラインでも24〜48時間までは被覆し，以降はドレッシング材の使用やシャワーの制限をするエビデンスはないとしています[6]．

※強い推奨

臨床知2　湿潤環境を整えよう

術後，滅菌ドレッシング材の滲出液吸収能の許容を超えた状態でも，そのまま貼付していることが

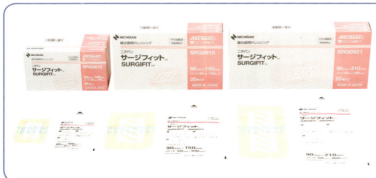
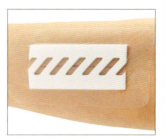

創部に見立てて貼付したところ

図3　サージフィット™（ニチバン）

あります．滲出液が多く，貼付してあるドレッシング材でカバーできないときは，創部では過剰な滲出液により創傷治癒が阻害され，溜まった滲出液により感染のリスクとなっています．創傷管理では，適切な湿潤環境を整えることが重要であるため，滲出液の量によっては術後48時間以内でもドレッシング材の交換を検討します．

SSIの定義・分類

- 手術部位感染（surgical site infection：SSI）は医療関連感染の一つです[7]．米国疾病予防管理センターにより「術後30日以内（人工物装着手術では1年）に発生する手術操作の及ぶ部位の感染」と定義されています．
- SSIの部位別分類は，①表層切開創SSI，②深部切開創SSI，③臓器/体腔SSIに大別されます 図4．

[7] National Healthcare Safety Network, Centers for Disease Control and Prevention：Surgical Site Infection（SSI）Event, 2018
https://www.cdc.gov/nhsn/pdfs/pscmanual/9pscssicurrent.pdf
（2019.2.4.閲覧）

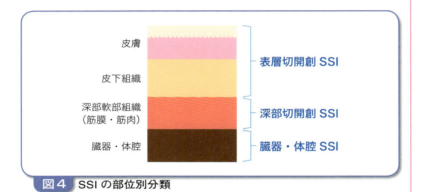

図4 SSIの部位別分類

SSIのリスク因子 表3

- SSIはさまざまな要因が絡まって発生します．CDCガイドライン

表3 SSIのリスク因子

患者側	手術関連
年齢	術前の剃毛
栄養状態	手術時手洗いの長さ
糖尿病	不適切な皮膚の消毒
喫煙	長時間の手術
肥満	予防的抗菌薬の誤った投与
遠隔部位の感染	不適切な手術室の換気
微生物の保菌	器具の滅菌が不十分
術前入院期間の長期化	免疫反応の低さ
	異物，ドレーンの挿入
	止血不十分，死腔残存，組織損傷

（文献[8][9]を参照して作成）

[8] 大久保憲 他：手術部位感染防止ガイドライン, 1999：概要. 手術医学 20：297-326, 1999

[9] 小林寛伊 他：手術部位感染防止ガイドライン, 1999：手術部位感染防止に関する勧告. 手術医学 20：209-13, 1999

に挙がっている SSI リスク因子を踏まえて，患者ごとにアセスメントしていく必要があります．ここからは，創部の観察や管理について考えていきます．

SSI 発生後の術後創管理

- SSI の早期発見のためには，創の汚染度や手術部位，手術時間，患者のリスク因子など SSI が起こりやすい状態であるかを念頭におき，創部の状態を観察します．創部の観察では，発赤・腫脹・痛み・熱感のほかに，創やドレーンからの排膿や滲出液・排液の増加，圧痛の有無を観察するとともに，バイタルサインや血液データの推移をチェックしていきます．
- SSI と診断された場合には，早期に介入することが重要です．感染の原因となる異物や壊死組織を除去し，細菌や滲出液をコントロールしていく必要があります．

壊死組織の除去

- 感染が生じた場合には，創部を開放し洗浄とドレナージを行います．また，壊死組織が残存していると感染制御ができないため，まずは壊死組織の除去が必要です．デブリードマンには，ハサミやメスで行う外科的デブリードマンや，酵素製剤で溶解する化学的デブリードマン，wet to dry dressing，ウジによる生物学的デブリードマンがあります．wet to dry dressing は，創部にガーゼを挿入し生理食塩水で濡らした上に，ガーゼとテープで固定します．創内のガーゼの目に壊死組織を絡めガーゼ除去時に壊死組織を取る方法です．しかし，wet to dry dressing は感染が強いときには注意が必要です．

編集委員からの一口アドバイス

感染症を疑っている場合には，起因菌の病原微生物を明らかにすることが望ましく，確定診断と適切な抗菌薬の選択ができ，薬剤耐性菌の増加を阻止することもできます．しかし，感染症を疑い，適切と思われる部位から検体を採取しても病原微生物が検出されないことがあります．その場合も SSI と診断されます．たとえば，切開創からの排膿や圧痛・発赤などの感染徴候や症状の存在などがある場合などです．したがって，SSI は起因菌にこだわらず，カテーテル関連尿路感染などと分離しながら，臨床徴候を観察していくことが重要です．

臨床知 3

創洗浄

創洗浄は，「生理食塩水と水道水のどちらがよいのか」という質問に対して，明確なエビデンスはないのが現状です．しかし，感染創に対して，古い滲出液や異物の除去，細菌数を減少させる目的で生理食塩水もしくは水道水による洗浄を行うことは，感染制御につながり，創傷治癒を促進させる処置であることは確実です．通常，日本の水道水であれば問題はありませんが，創洗浄に使用する用具（洗浄ボトルなど）や蛇口がカビや細菌で汚染されていると，用具や医療者を介して感染する可能性があり，用具などの管理は注意が必要となります．

感染のコントロール

● 創部の感染コントロールには，壊死組織を除去していくとともに，ヨウ素を含有した軟膏で感染のコントロールを行います．創傷被覆材でも，銀含有の抗菌作用をもったものもありますが，強い感染をもった場合には，創傷被覆材の使用は十分注意しながら使用していく必要があります．また，創傷被覆材使用時には，創内に残留しないよう管理していきます．

滲出液のコントロール

● 創部が汚染創・感染創にあるときは，滲出液が増加します．創部の適切な湿潤環境を保つとともに，周囲の皮膚が浸軟しないように管理していくために，滲出液の量に応じて創傷被覆材や軟膏を選択していきます．

参考文献

1）日本創傷治癒学会 ガイドライン委員会 編：“創傷治癒コンセンサスドキュメント—手術手技から周術期管理まで—”．全日本病院出版会，2016

2）Asia Pacific Society of Infection Control：手術部位感染予防のための APSIC ガイドライン
http://apsic-apac.org/wp-content/uploads/2018/10/APSIC-SSI-Prevention-guideline-June-2018_JF.pdf（2019.2.4. 閲覧）

3）三浦奈都子 他：マウス皮膚の創傷治癒過程における創の収縮機構　筋線維芽細胞の構造を中心に．褥瘡会誌 2(1)：23-31，2000

4）Woo K：Exploring the effects of pain and stress on wound healing. Adv Skin Wound Care 25(1)：38-44，2012

5）日本外科感染症学会 消化器外科 SSI 予防のための周術期管理ガイドライン作成委員会 編：“消化器外科 SSI 予防のための周術期ガイドライン 2018”．診断と治療社，2018

6）舘　正弘 編：特集「創傷と細菌感染を考える〜細菌感染を考慮した創傷管理〜」．WOC Nursing 3(9)．2015

7）菅野恵美 編：特集「創傷治癒の最前線」．WOC Nursing 6(7)，2018

Ⅲ. 術後ケア

術後訪問
（手術室から一般病棟）
～手術室看護師が病棟に訪問する理由～

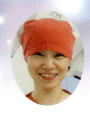

金沢大学附属病院
（手術看護認定看護師） 山森美智子

エビデンス & 臨床知

エビデンス
- ☑ 手術室看護師の術後訪問は，患者の安心や癒しとなる．
- ☑ 手術室看護師が看護評価を行い術後看護につなげることで，患者が安心して周術期を過ごすことができる．
- ☑ 実践した手術看護の評価が行え，周術期看護の質の向上につながる．

臨床知
- ☑ 患者や家族の手術を乗り越えた安堵や自信を共有することで，思いに寄り添った看護を行うことができる．
- ☑ 患者のエンパワメントを高めることで，今後の治療や回復過程への自信や励みにつなげることができる．
- ☑ 術後訪問時は，病棟看護師とともに患者の術後回復を妨げることが起きてないかを確認する．

はじめに

- 近年，手術医療の発展により，手術は多種多様化しています．出生まもない新生児から，身体機能低下や複数の疾患がある高齢患者まで手術が受けられるようになりました．その患者の手術目的 表1 に沿った，手術後の生活が支援できるように周術期看護を実践しています．ここでは，筆者が患者との関わりなかで大切にしている周術期看護について，術後訪問の視点から説明していきます．

著者プロフィール（山森美智子）
看護師免許取得後，日本医科大学千葉北総病院集中治療室に勤務．その後金沢大学附属病院にて手術部，救急部勤務．現在，手術部勤務．

表1	手術の目的と種類	

手術の目的	手術の種類
● 病変部位を完全に摘除・修復して治癒させることを目的とする	根治手術
● 治癒が困難な病態に対して一時的に症状を改善させる ● 根治手術を受けるまでの間の病態を安定させる ● 根治手術に向けて段階的に行う（先天性疾患など）	緩和手術（姑息手術）
● 切除，摘出した臓器や組織の機能を再生する（食道切除後の食道再建など） ● 切除，摘出による欠損のため外観が変化した部位を補正する（乳房全摘出後の乳房再建など） ● 欠損した組織部位を皮弁（皮膚や筋肉）で覆い形成する（移植手術でもある）	再建術
● 機能不全に陥った臓器・組織の代替となる新たな臓器・組織を移植する	移植手術
● 確定診断を得る ● 治療方針を決定する	試験開腹術など

（文献1 より引用）

術後訪問とは

● 『手術医療の実践ガイドライン』では，「術後訪問は術中看護計画の実践の評価に役立ち，手術室看護師の質の向上を目指す目的で行われている」としています[2]．その患者のための術中看護計画を立案し実践するには，その患者を知り理解する必要があります．患者がどのような思いで手術を受け，術中を過ごし，術後経過していくのか患者一人ひとりさまざまです．手術前に化学療法を行い腫瘍が小さくなり，やっと手術が受けられると喜ぶ患者，手術当日に，手術室への一歩が踏み出せずに涙を流す患者，一家の大黒柱である男性が，家族や病棟看護師には見せなかった麻酔導入直前に語る思いや涙，患者が認知症で手術は受けられないとあきらめていた家族……．一瞬の，患者の表情や場面だけでは知ることのできない患者の思いを，手術室看護師は外来や病棟看護師から引き継ぎ看護を行っています．

● 手術室で実践した看護は，手術室退出時と術後訪問時に評価します．何事もなく手術を受けたと思われる患者でも，術後に病棟看護師や医師から，皮膚変化やコンパートメント症候群，神経障害などが発生したと連絡を受けることがあります．術後訪問時では，患者の術後回復を妨げていることが起きていないかを確認します．また，手術を終えられた患者や家族の思いを聞き，安心して術後を過ごせられるような関わりが重要と考えています 表2．

[1] 明石惠子 編："経過別成人看護学②周術期看護". メヂカルフレンド社, 2017

[2] 日本手術医学会 手術医療の実践ガイドライン改訂第三版準備委員会：手術医療の実践ガイドライン（改訂第三版）. 手術医学 40（Suppl）：S76, 2019

表2	手術室看護師が行う看護評価

【目的】患者が安心して周術期を過ごすことができる	
手術室退出時	● 神経障害や皮膚トラブルの有無 ● 麻酔覚醒後の状態（痛み，嘔気の有無，呼吸状態，体温など） ● 術後に観察が必要となる身体問題
術後訪問時	● 患者の術後回復を妨げることが起きていないか ● 患者や家族が安心して術後を過ごせているか

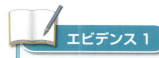

エビデンス1

手術室看護師が術後訪問を行う意義と効果[3]〜[5]

術後訪問を受けた患者が抱く思いとして，【気にかけられてうれしい】【一人の手術室看護師が担当してくれる安心感】【ねぎらいによる安堵】【訪問に対する感謝】【経験を活かしてほしい】【事後のことに興味がない】があり[4]，また，周術期看護について23の研究からなるメタ分析では，4つのテーマが抽出され，その1つに「手術室看護師の存在は，心を落ち着かせ，孤独感を防ぎ，健康を促進し，回復を早める」[5]と述べられていました．

手術室看護師が術後訪問を行うことで，患者や家族は手術に対する思いを表出できます．気にかけられていることを実感し，安心感や癒しとなっています．また，手術を乗り越えたことが自信となり，術後の治療や回復意欲にもつながります．

[3] Lindwall L et al：Patients' and nurses' experiences of perioperative dialogues. J Adv Nurs 43(3)：246-53, 2003
（エビデンスレベルⅠ）

[4] 伊東徹治 他：術後訪問に対する患者の思い―患者へインタビューを行って―. 日看会論集：急性期看 47：39-42, 2017
（エビデンスレベルⅤ）

[5] Arakelian E et al：The meaning of person-centred care in the perioperative nursing context from the patient's perspective – an integrative review. J Clin Nurs 26(17-18)：2527-44, 2017
（エビデンスレベルⅠ）

術後訪問の実際

対象

- 手術患者と家族．

実施日

- 「離床したころが望ましい」[2]，「術後3日以内がよい」と見解はさまざまです．患者の状況によっては，何度も訪問することがあります．患者がどのような状態にあるのか，状況を判断し，訪問する時間や方法を考慮するのが，手術室看護師の臨床能力の一つでもあります．たとえば，手術室退出時に皮膚に発赤があった場合，悪化する可能性があります．DTI（deep tissue injury：深部組織損傷）とよばれ，手術後に多く発生する褥瘡です[6]．紅斑や紫斑が特徴で，手術直後では判断しにくい褥瘡です．術後訪問で初めて発見されることや，1週間後にDTIだと診断される場合があります．手術室看護師だからこそ，目で見てわかることの一つです．また，褥瘡対策チームの回診に同行し，手術体位や手術器械などが原因かを判断することもできます．

[6] 真田弘美：周術期における予防的スキンケア オペ室での褥瘡をいかに予防するか？ Expert Nurse 33(2)：131-4, 2017

実際の様子

- 坂本は「患者から手術看護の評価を得るためには，手術室看護師が術中にどのような看護を行っているか理解してもらうことが重要である」[7]と述べています．手術室看護師に，患者のエンパワ

[7] 坂本眞美 編："手術看護が絶対変わる！ 術前情報収集＆術前・術後訪問パーフェクトマニュアル（オペナーシング2009年秋季増刊）". メディカ出版, p251, 2009

メント（empowerment）[8]を高め手術に主体的に参加できるように手術室で行えることを紹介しています．たとえば，大事にしているお守りや写真を一緒に手術室に持参し，手術中は患者の見える場所や傍に置いておけること，手術室入室時は家族との時間を設けていること，家族と一緒に手術室内まで入れることなど紹介します．そして患者の希望を取り入れた看護計画を立案します．

- 患者は「そういうこともできるんですか？」とさまざまな思いも話してくれます．大切なお守りを持参し入室した患者は「自分のために，お守りを用意してくれた友だちの気持ちが手術室まで届いてるように感じた．手術後も，ベッドからでも見えるように置いてあり嬉しかった」と話されました．また，入室前に患者と家族，看護師で円陣を組み「手術頑張ろう」とみんなからのエールを受け入室された患者もいます．術後訪問に伺うと「手術室には一人で入るけど，応援してくれる家族や，あなたが手術室でも傍にいてくれて頑張れた．手術は先生が頑張ってくれたから，次は自分がリハビリ頑張る番だね」と話されていました．どの患者も，術後回復に向け意欲的に語られていました．

- 術後訪問は，痛みがあるか，神経障害や皮膚障害があるかを確認しにいくだけではありません．手術室看護師は，その患者の手術侵襲による身体や心理的影響をアセスメントすることができます．患者の術後経過を，病棟看護師と共有し話しあうことで，お互い気にかけていた患者の問題点を明らかにすることができます．患者の異常を早期に発見でき，患者や家族が安心して術後回復過程を過ごせることができます．

- 手術室看護師の術後訪問は，患者とゆとりをもって話せるような時間や場所を考慮して伺います．術前に患者は「手術には，ちゃんとあの先生入ってくれるのかしら？」「自分が手術で眠っている間も，手の位置はこのように置いておいてほしい」などと話されます．手術中は，手術室看護師が患者や家族のアドボケイター（支援者・擁護者）としての役割も担います．術後訪問では，その役割を遂行できたか，患者とともに振り返る機会としています．ときには，患者の言葉から看護への示唆を得ることもあります．改めて，患者とともに最善を考えていくことが大切だと教えてくれます．

[8] 古島幸江：周術期における患者教育に関する一考察—患者のempowermentを支え促進する—．手術医学 37(4)：250-3, 2016

臨床知 1　エンパワメント（empowerment）

エンパワメントとは，「人が自分の健康に影響を及ぼす意思決定や行動をより深くコントロールできるようになるプロセスである」と定義されています[1]．周術期では，患者自身の入院前準備や術後回復に向けた協力が必要です．患者が自分のために自分の手術に参加するという発想から，「解決すべき問題中心の医療（看護）」の展開が重要

な概念となってくる[8]と考えられています．解決すべき問題とは手術と考えます 図1．患者のエンパワメントを高め，術前から患者の希望に沿った手術が行えるように取り組む必要があります．

患者のエンパワメントを高める方法として，手術後の生活をイメージしてもらうことを大切にしています．「手術が終わったら何をしたいですか？」と術前訪問で聞くようにしています．患者は「来月の婦人会の集まりに行きたい」「来週には大事な仕事があるから今週中に退院したい」とさまざまな思いを話されます．術後訪問では，その目標に近づけたことを喜び，次のステップに進んでいくことを応援していると伝えています．

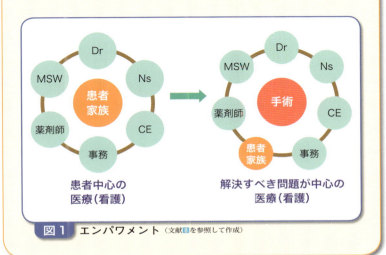

図1 エンパワメント（文献[8]を参照して作成）

臨床知2　病棟看護師と連携して術後訪問する

手術室看護師は，患者と会話する時間が限られており，術前や術後訪問で患者とのコミュニケーションに不安を抱く看護師もいます．しかし，ここにこそ手術室看護師の臨床知が隠されています．限られた時間と情報のなかで，患者が必要としている看護を判断し実践することができます．

術後訪問時は，病棟看護師とともに，患者の術後経過とお互い気がかりなことがないか確認します．問題となることがあれば，その原因や改善方法を明らかにするため，病棟看護師と一緒に患者のもとに伺います．患者の言動や身体所見から，患者に最適な看護を検討することができます．また，患者へは「今，つらいことや困っていることはないですか？」と開かれた質問（open-ended question）を行うことで，患者が抱える問題の優先度を判断することができます[9]．初めから

編集委員からの一口アドバイス

術後訪問は，患者と関わる機会が少ない手術看護師にとって患者とのコミュニケーションの機会となったり，看護ケアの振り返りができたりするメリットがあります．しかし，術後の患者は疲労や痛みなどで話すこともストレスになることもあるため，訪問のタイミングを考えることは必要です．また，目的を患者におかなくてはいけません．術式や術中経過から術後に注意すべきことを確認する，それを病棟スタッフと共有するなど目的を明確化することが重要です．

---

[9] 鈴木富雄 他編："よくわかる医療面接と模擬患者"．名古屋大学出版会, pp2-13, 2011

「痛いですか？」「足は痺れますか？」と「はい」「いいえ」で答える閉ざされた質問（close-ended question）では，患者は思いを表出しにくくなります．患者の問題や優先度が把握できずに，看護介入が遅れるおそれがあります．手術室看護師は，状況に応じ質問方法を変えながら患者とコミュニケーションを図ることで，限られた時間で情報を得ることができます．

今後の課題

●当院の手術部では，学習会や訪問時のロールプレイ，ナラティブなど個々の手術看護を共有する場をもっています．また，術前に患者に関わる部署で合同カンファレンスが開催されることもあります．専門的見地から患者を多角的にとらえ，患者にとって最善な周術期看護について考えています．

●当院では，患者の入院中や退院後の生活が安心安全に送れるような支援を入院前から行えるよう「入院前準備教室」を開催しています．そのなかで，手術を目的とした患者には，手術室看護師が術前訪問に伺うことを伝えています．今後，病棟や手術室という枠を超え，一人の患者をともに看護していることをお互いに共有しながら，周術期看護を提供したいと考えています．そのためにも，病棟や外来，または他部門と協働し，患者の周術期全体を支えるシステム作りが必要だと感じます．

おわりに

●患者にとって手術はゴールではありません．患者や家族が，その先に思い描いている生活ができるように，常に患者を「生活者」として考えながら看護を実践していく必要があります．手術を選択された患者が，「手術してよかった」と思ってもらえるように，周術期看護は患者や家族の思いに寄り添い支えることが大切だと思います．

●患者にとって，自分を理解してくれる看護師が多く，どの場面にも存在していることで，周術期を安心して過ごせるのではないかと思います．そのためには，術後訪問で実践した看護を評価し，病棟看護師とともに手厚い看護を提供していくことが重要です．

Ⅲ．術後ケア

術後訪問
（ICU から一般病棟）
～患者に ICU の看護と，どんな体験をしたのか聞いてみよう！～

大分大学医学部附属病院 集中治療部
（副看護師長，集中ケア認定看護師）　芝田 香織（しばた かおり）

エビデンス＆臨床知

エビデンス

☑ 睡眠の質を高めることは，せん妄の予防にもつながる．

☑ ICU で体験した非現実的な体験，記憶のゆがみ，欠落がある患者がいることは明らかになっている．

臨床知

☑ ICU から退室することが目的ではない．患者が住み慣れた地域で生活するために，入室前から提供する看護ケアを考えていくことが必要である．

☑ 退室後訪問で，患者の元気な姿をみると，看護のやりがいを感じる．同時に，退室後訪問は，患者の目線からたくさんの看護実践を考えるヒントをもらえる．

☑ 術後訪問で聞いた患者の体験を，カンファレンスなどで共有することで，ICU 看護を考える場ができる．

はじめに

● ICU では，さまざまな医療機器使用による集学的な治療が行われています．入室した患者は，このような日常生活とかけはなれた環境のなかで，治療や看護を受け療養生活を送っています．さまざまな医療機器の音や私たちの話し声，そして私たち看護師が提供している看護を，患者はどう感じているのでしょうか？

● 術後訪問を行うことでは，ICU から一般病床に退室した患者に，私たちの看護を評価してもらうことができ，ICU での体験を語ってもらうことでさまざまな気づきを得られ，今後の ICU 看護に活かすことができます．

ICU から一般病床への術後訪問の目的は？

● 手術室の術前訪問や ICU の入室前訪問は，患者の不安の軽減やオリエンテーション，行われる看護についての説明などいくつか

著者プロフィール（芝田香織）

大分大学医学部附属病院入職後，循環器内科，集中治療部，心臓血管外科・呼吸器外科・食道外科を経て集中治療部勤務
2005 年 重症集中ケア（現 集中ケア）認定看護師取得

Nursing Care⁺ ―エビデンスと臨床知―　Vo. 2　No. 1　2019

の目的があります．では，ICU から一般病床への術後訪問はどのような目的があるのでしょうか？

- 平成 30 年度の診療報酬改定では，「退院支援加算」から「入退院支援加算」に変更になり，入院前からの支援の強化とともに，退院し住み慣れた地域で生活をできるように支援することを評価しています．これは，ICU においてもその支援の一端を担っており，ICU から退室した患者の療養生活，そして退院後の生活を見据えた看護が必要です．術後訪問は，患者の回復過程を知り，ICU 看護の看護実践を振り返ること，入室中の体験を知り今後の看護に活かすことに加えて，病棟との連携を深めるなど，さまざまな目的があります．

臨床知 1　ゴールは退室ではなく，生活をとり戻すこと
ICU から退室することが目的ではなく，患者が住み慣れた地域で生活するには，ICU での看護は何が必要かを入室前から考えていくことが求められます．

ICU 看護の質って何でしょうか？

- 医療の質評価として，構造（ストラクチャー）・過程（プロセス）・結果（アウトカム）が提唱され[1]これを用いての評価が行われています．
- 日本看護協会でも，2012 年度から「労働と看護の質向上のためのデータベース（DiNQL，ディンクル）事業」[2]を行い，さまざまな項目から看護の質のデータ収集と他施設との比較ができるようになっています．このなかの項目には，患者満足度調査や褥瘡発生率，痛みのスクリーニングなどの項目があります 表1 ．
- ICU に関係する内容では，「早期離床・リハビリテーションに関する多職種チームの院内設置」や「早期離床・リハビリテーション加算の算定」は項目のなかに含まれていますが，「ICU の看護の質」というのは明言されていません．ICU に入室する患者は，

[1] Donabedian A：Evaluating the quality of medical care. Milbank Mem Fund Q 44：166-206, 1966

[2] 日本看護協会：看護実践情報　労働と看護の質向上のためのデータベース（DiNQL）事業　データ項目. https://www.nurse.or.jp/nursing/practice/database/dinql/index/index.html（2019.1.23 参照）

表1　労働と看護の質データ項目

構造（ストラクチャー）	
看護組織の情報で，人員配置や労働時間等の労働状況・看護職の背景や，患者情報などが該当	
過程（プロセス）	
看護実践の内容で，どのような看護を提供したかなどを指標	
結果（アウトカム）	
看護実践の結果で，「褥瘡」「感染」「転倒・転落」「誤薬」の発生率など	

（文献[2]を参照して作成）

術式や病態は異なっても生命を脅かす重度の侵襲を受けている状態です．このような患者にどのような看護を提供したかということが，看護の質に関係する項目ということになりますが，すべてを数値化することは困難です．施設によって異なるかもしれませんが，いくつか挙げるとすれば人工呼吸器装着期間や，スキントラブル発生率，せん妄の発生率，離床率などになるでしょうか．

患者の回復過程を知り，患者からの言葉で看護実践をふりかえる

● 当院の ICU では，術後訪問時に「ICU での環境（話し声や照明など）」「看護師の接し方」「痛みのコントロール」などの項目について，患者から満足度を聞いています．多くの患者が，モニタ音やアラーム音について，とてもよく覚えています．「とにかく，ピンポンピンポンと音がしてうるさかった」「音だけは覚えている」という患者もいます．また，「ICU って，あんな音がする場所だと思っていたから仕方ない」といった患者もいました．

● 私たち看護師にとっては，モニタ音や医療者の話し声，生体情報モニタの光といった環境は日常ですが，患者の療養環境としてはどうかということを，つい忘れがちになります．術後訪問は，訪問に行った看護師一人一人が，患者の言葉で ICU という療養環境を考えなおす機会になります．また，看護師の接し方や痛みのケアについては，「すぐに来てくれた」「とても丁寧に対応してもらった」など，患者からさまざまなフィードバックをもらいます．

● 術後訪問に行き，患者が元気に歩いていたり，食事をしていたりする姿をみると，ICU 退室後の一般病床での患者の回復過程を知ることができます．

● このような患者の回復過程や言葉で，気づかされることも多く，看護実践をふりかえるきっかけになります．

臨床知2

退室後訪問は看護実践を考えるヒントの宝庫

患者は，看護師の態度や口調をとてもよく覚えています．とくに，せん妄患者の対応をしている「医師や看護師の口調や雰囲気を恐怖に感じた」と言葉にした患者もいました．もちろんプラスのフィードバックばかりではありません．厳しい言葉ももらいますが，患者の元気な姿をみると，看護のやりがいを感じられるのではないでしょうか？　退室後訪問は，患者の目線からたくさんの看護実践を考えるヒントをもらえます．

患者は ICU でどんな体験をしているの？

- ICU 在室中の担当患者が，せん妄を発症した経験はありませんか？ せん妄の発症は，患者の予後に大きな影響を与えます．J-PAD ガイドライン[3]でも，せん妄の持続期間が長いほど退院後の認知機能に影響があると述べられています．

[3] 日本集中治療医学会 J-PAD ガイドライン作成委員会：日本版・集中治療室における成人重症患者に対する痛み・不穏・せん妄管理のための臨床ガイドライン．日集中医誌 21（5）：539-79, 2014

エビデンス 1

睡眠促進の重要性

J-PAD ガイドラインでは，非薬理学的介入を行い，睡眠促進の重要性も述べられています．
重症な患者さんは，全身の炎症反応や，痛みなどで睡眠が障害されています．睡眠の質を向上させる多角的な取り組み（夜間は照明をダウン，過度の昼寝を防止するなど）は，せん妄の発症率低下につながります[3]．
しかし，睡眠の変化とせん妄の発症を関連付けた臨床研究は，まだ十分ではありません．
当院では，夜間の睡眠環境を整えるために，照明の照度を落とす，医療者の話し声に注意する，アラーム音に注意するなど皆さんの施設でも行われている取り組みを行っています．加えて，術後訪問に行った際に患者から，「ビンの音がうるさい（薬剤のバイアルやアンプルが立てる音）」「段ボールをつぶす音がうるさかった（これは，持続血液濾過透析の薬液が入っていた段ボールを看護師がつぶしていた音）」という，私たちにとっては気にしてなかった音を患者の言葉として聞いたことで，驚きと同時に，夜間の物音にはとくに注意をするようになりました．

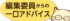

2018 年『PADIS ガイドライン』が発表されました．これは SCCM が 2013 年に改訂発表した『PAD ガイドライン』のアップデート版で，従来の「痛み」，「不穏」，「せん妄」に，「sleep：睡眠」と「immobility：不動」を追加したものです．ここでも，睡眠に対し，薬理学的介入や，騒音や光を減少させるなど非薬理学的介入を考えることが重要であり，睡眠促進するためのプロトコルの使用も提案されています．

- ICU 在室中あるいは ICU 退室後，そして退院後に生じる運動機能や認知機能，精神の障害をきたすことを，PICS（post-intensive care syndrome：集中治療後症候群）といいます．うつや睡眠障害，不安症状が続き，ADL の低下や社会復帰ができないなど，重篤な状態から救命できたとしても長期予後や生活の質は低下します．患者のみでなく，患者家族も精神的なストレスにさらされ，患者と同じように生活の質が低下すると考えられ，家族への介入の重要性もさまざまな成書で報告されています．

- みなさんは，ICU から一般病床に戻った患者が，ICU のことを何も覚えていない，または「ひどい目にあった」などといっているのを耳にしたことはありませんか？ 病棟に戻ってもせん妄が続く場合，「せん妄だから覚えていなかったり，忘れているのよね」と，思ったりしていませんか？

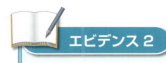

エビデンス2

患者の記憶のゆがみ

ICUで体験した非現実的な体験，記憶のゆがみ，欠落がある患者がいることは，すでに明らかになっています[4]．このような患者に，どのような看護支援をするのが有効かという研究も行われています[5]．

[4] 木下佳子 他：集中治療室入室体験が退院後の生活にもたらす影響と看護支援に関する研究— ICUサバイバーの体験とその影響—．日クリティカルケア看会誌 2(2)：35-44, 2006
（エビデンスレベルV）

[5] 木下佳子：記憶のゆがみをもつICU退室後患者への看護支援プログラム開発とその有効性に関する研究．日クリティカルケア看会誌 7(1)：20-35, 2011
（エビデンスレベルV）

- 当院の術後訪問でも，訪問した半数以上の患者に記憶の欠落があります．たくさんの会話をしたのに，一緒に歩いたのにまったく覚えていないというのです．また，「現実的にはありえない光景を見た．幻覚だったと思う」「自分が見たのは現実だ」と，記憶のゆがみを語る人がいます．術後訪問を始めた当初，訪問した看護師は，患者が何も覚えていないことなどを驚いていました．そこで，先行研究をもとに術後訪問の質問用紙を変更し，患者の記憶のゆがみや欠落を語ってもらいました．看護師は，術後ICUで治療やリハビリを頑張ったこと，記憶の欠落やゆがみは誰でも生じることを伝え，記憶の再構築をはかることができるように関わっています．

臨床知3　患者の体験を共有しよう

術前訪問から，術後記憶の欠落やゆがみが生じることがありますが，それは，誰でも起こりうることだと説明していくことも大切です．また，患者の体験をカンファレンスなどで共有することで，ICU看護を考える場を作ることができます．

一般病棟との連携を深める

- 切れ目ない看護を提供するには，ICUと一般病棟との連携が重要です．ICUの看護師だけではなく，一般病床の看護師にも，ICUに入室した患者には記憶の欠落やゆがみがあること，そしてPICSとよばれる状態がありICUと一般病棟が連携してケアを行う必要があることを知ってもらい，周術期の患者によりよい看護を提供するにはどうしたらよいかを，術前訪問の時から考えていくことが求められます．

おわりに

- 日本の総人口は，2017年10月1日現在，1億2,671万人となっています．2065年には，65歳以上の者1人に対して1.3人の現役世代という比率になります．総人口に占める75歳以上人口の割合は，2065年には25.5%となり，約3.9人に1人が75歳以上となると推計されています[6]．
- ICUに入室する患者も高齢化しており，医療経済を考えながら長期予後を見据えた患者の生活の質を上げるような周術期ケアを行いたいと思います．

[6] 内閣府：平成30年度高齢社会白書（全体版）　第1章　高齢化の状況
https://www8.cao.go.jp/kourei/whitepaper/w-2018/html/zenbun/s1_1_1.html（2019.1.23参照）

コラム

全身麻酔で使用する薬剤の特徴と種類
～麻酔薬を理解して術後看護に活かそう～

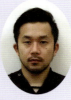

河野幸一

兵庫医科大学病院 手術センター
（看護主任，手術看護認定看護師）
2007年 看護師免許取得後，兵庫医科大学病院に入職し，手術センターへ配属．
2015年 手術看護認定看護師を取得．
看護実践，スタッフ教育の傍ら，院内外の看護師へむけて高機能患者シミュレータ（HPS）を使用したシミュレーショントレーニングに取り組んでいる．

全身麻酔の3要素

● 全身麻酔とは麻酔薬を中枢神経に作用させて意識を消失させる麻酔法のことをいいます．全身麻酔は鎮静・鎮痛・不動化の3要素が必要とされています．この必要な3要素を麻酔薬，麻薬，筋弛緩薬を使って満たしています．鎮痛は麻薬のフェンタニル・レミフェンタニル，鎮静は麻酔薬のプロポフォール・ミダゾラム・セボフルラン・デスフルラン，不動化は筋弛緩薬ロクロニウムを使っています．

麻酔薬

● 麻酔薬は吸入麻酔薬と静脈麻酔薬に分けられ，吸入麻酔薬はセボフルラン・デスフルラン，静脈麻酔薬はプロポフォールが代表的な薬剤です．

吸入麻酔薬

● 吸入麻酔薬は興奮性シナプスの活動を抑制し，抑制性シナプスの活動を促進するといわれています．麻酔器の気化器より液体から気体となり，人工呼吸器より肺へ投与されます．そして血液に取り込まれ，脳へ作用します．セボフルランの特徴は導入・覚醒が早く，気道刺激性が少ないため，緩徐導入に利用できます．また気管支拡張作用があるため，手術中の喘息発作に有効です．欠点は，脂肪へ溶け込みやすいため，肥満患者では覚醒遅延を起こす可能性があります．デスフルランは投与終了から抜管や開眼までの時間が短く覚醒が速いです．記憶や見当識，さらには嚥下機能についても回復が速いことが示されており，術後せん妄や術後認知機能障害を減少できる麻酔薬として期待されています．脂肪に溶け込みにくいため，肥満患者でもすみやかな覚醒が望めます．欠点は気道刺激性が高いため，麻酔導入（緩徐導入）には使用できません．これら吸入麻酔薬に共通する副作用として，PONV，悪性高熱症があります．

編集委員からの一口アドバイス

麻酔薬の特性や副作用を知っておくことで，術後に何を注意して観察するのかがわかります．肥満患者が覚醒遅延しているのであればセボフルランの影響を考えるなどです．また，肥満患者にかかわらず肝・腎機能データは必ず確認し，薬剤の代謝障害の有無は把握しておく必要があります．たとえばセボフルランの半減期は，健常人では21時間ですが，肝機能障害患者は23時間，腎機能障害患者では33時間に延長します．（『麻酔薬および麻酔関連薬使用ガイドライン 第3版』より）

静脈麻酔薬

● 静脈麻酔薬は静脈内注射（点滴静注）により投与されます．一般に鎮痛作用はありません（ケタミンを除く）．中枢神経系の抑制が起こり，ほかの神経活動を抑制するといわれています．プロポフォールの特徴は入眠および覚醒が速いこと，PONVの頻度が低いことです．欠点として循環抑制作用が強いため，心機能低下患者には注意して使用する必要があります．長時間使用後も血中濃度の低下が速いため，麻酔の維持および集中治療室での鎮静薬として利用されます．脂肪乳剤であり脂溶性が高いため，肥満患者では脂溶性の薬剤の効果が延長して生体内代謝も影響を受けるため，覚醒遅延の可能性があります．

● ミダゾラムはプロポフォールに比べて循環抑制作用が弱いため，状態の悪い患者やハイリスク症例の急速導入薬として使用されます．フルマゼニルという拮抗薬の存在があり，過量投与の場合も拮抗薬によりすみやかに覚醒できます．ミダゾラムの作用時間は長いため，フルマゼニル投与後に一度は覚醒しても，フルマゼニルの効果が先に切れて再入眠してしまうことがあります．ミダゾラムは代謝産物にも薬理活性があり，肝機能低下患者では作用が遷延する可能性があり注意が必要です．

麻　薬

● 麻薬（オピオイド）が結合する特異的受容体には，薬理学的にμ，κ，δの3種類の古典的なオピオイド受容体があり，これらのなかで鎮痛作用に関してもっとも重要な役割をはたすのがμ受容体です．フェンタニルは合成オピオイドの代表で，術中術後の鎮痛に広い適応があります．静脈内に投与することが多い麻薬ですが，硬膜外腔やくも膜下腔に投与することもあります．手術終了時点でフェンタニル血中濃度が極端に高いと自発呼吸回復までに数時間かかることがあります．レミフェンタニルは血液や組織中で迅速に分解されます．術中に高濃度を投与しても，手術終了時に投与を中止すると短時間で濃度が減少し，自発呼吸が再開します．レミフェンタニルを使用することで術後呼吸抑制の心配なしに，術中十分な鎮痛を得ることができますが，術後の鎮痛を得ることはできません

筋弛緩薬

● 筋弛緩薬は神経筋接合部のニコチン性Ach受容体にAchと競合的に結合し，Achの作用をブロックすることで効果を発現します．ニコチン性Ach受容体は骨格筋，ムスカリン性Ach受容体は心筋・気管支・消化管平滑筋・分泌腺・膀胱・性器に分布しています．ロクロニウムは投与後30〜40分効果が持続します．おもに肝

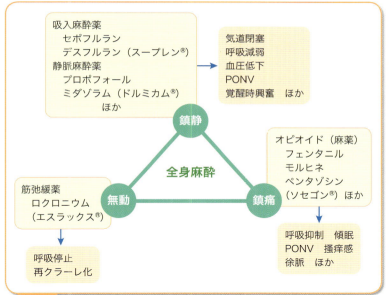

図1 全身麻酔における使用薬剤ごとのおもな合併症
(文献1を参照して作成)

[1] 大塚洋司 他編:小児麻酔の基礎知識. 小児看護 37(11):1366-71, 2014

臓で取り込まれ, ほとんどが胆汁中に代謝を受けないまま排泄されます. 腎臓からも20〜30%排泄されます. このため, 肝機能低下患者, 腎機能低下患者では作用が遷延します. ロクロニウムにはスガマデクスナトリウムという拮抗薬の存在があります. スガマデクスナトリウムは選択的に筋弛緩薬と結合して包接体を形成します. 包接体となったスガマデクスナトリウムは生体内で分解を受けることなく, 拮抗作用を維持したまま腎臓から尿中に排泄されます. 腎機能障害例ではスガマデクスナトリウム・筋弛緩薬の包接体が長時間体内に滞留することになりますが, 親和性が非常に高いため筋弛緩薬が遊離して再度筋弛緩状態が出現する可能性は非常に低いです.

おわりに

● 以上述べてきた薬剤の影響が, 術後の呼吸・循環に影響を与えます. 各薬剤が影響を与える合併症を 図1 に示しています. 麻酔記録からどの薬剤が用いられたかを見て, 術後看護に役立てることが重要です.

参考文献
1) 日本麻酔科学会・周術期管理チーム委員会 編:"周術期管理チームテキスト第3版". 日本麻酔科学会, pp502-519, 2016
2) 廣瀬宗孝 監:"手術室に配属ですか?!". メディカ出版, pp100-5, 2019

索引

あ

アナフィラキシー　94
アレルギー検査　78
安全な手術のためのガイドライン
　2009　80

い

意思決定支援　9
医療事故　81
飲酒　70
インセンティブスパイロメトリ
　64

う

ウィルヒョウの三徴　107
運動　157
運動耐用能　54
運動負荷心電図　78
運動療法　63

え

壊死組織　175
エンパワメント　179

お

オピオイド　131，190
おまかせ　23
おまかせ医療　26
おまかせにしない権利　27
おまかせにする権利　27

か

化学熱傷　20
過活動型せん妄　140
かかりつけ歯科　32
下肢静脈超音波検査　77
活性化部分トロンボプラスチン
　時間　112
合併症　68
合併症予防　66
換気挿管困難　52
間欠的空気圧迫法　112
看護師の連携　11
患者教育　62
関節可動域　48
関節可動域測定　61
感染性疾患　103
感染性心内膜炎　30
感染リスク　166

き

記憶の欠落　187
記憶の再構築　187
記憶のゆがみ　187
気管挿管人工呼吸管理　67
危険予知トレーニング　82
期待と不安に関連する要因　25
喫煙　70
喫煙者　91
逆行感染　166
急性創傷　169
急性痛　142
急性肺血栓塞栓症　113
吸入麻酔薬　189
仰臥位　116，119
胸郭可動域運動　64
胸部X線写真　73
胸部手術　89
虚血創傷　171
禁煙　15，17，57
禁煙効果　18
筋弛緩薬　190
筋力トレーニング　63

く

クロルヘキシジン　34

け

計画外抜去　166
経口摂取　31
外科的治療後の回復経過　60
血液ガス分析　78
血液検査　73
血管収縮　94
血管抵抗　92
解熱薬　103
言語的コミュニケーション　10
検薬　71

こ

広域スペクトル抗菌薬　36
高額療養費制度　71
交感神経　35，93
抗凝固療法　112
口腔衛生管理　53
口腔衛生指導　57
口腔衛生状態　29
口腔乾燥　29，30
口腔粘膜炎　29
口腔粘膜刺激　36
高血糖　71
拘束性換気障害　69
後負荷　92
高齢者　105
コーディネーター　42
呼吸運動　116
呼吸管理　88
呼吸器疾患の既往　91
呼吸機能訓練器具　69
呼吸機能検査　73
呼吸機能評価　62
呼吸筋トレーニング　63，64
呼吸練習　64

混合型せん妄　140
混合性換気障害　69
コンパートメント症候群　120

さ

サードスペース　98，149
砕石位　116，120
最大酸素摂取量　63

し

歯科・口腔外科　68
閾値間域　100，104
歯石除去　68
歯石沈着　33
湿潤環境　173
歯肉・頬粘膜刺激　35
シバリング　100
周術期　8
周術期外来　66，67，68
周術期看護　8，9，23
周術期管理センター　15，32，
　53
周術期管理チーム　3，4，40
周術期管理チーム看護師　3，6
周術期口腔機能管理　69
主観的包括的アセスメント　69
手術侵襲　67，142
手術体位　115
手術の絶対的適応　25
手術の相対的適応　25
手術前のリハビリテーション評価
　61
出血　95
術後　167
術後悪心・嘔吐　20
術後回復能力強化プログラム
　16
術後合併症　97
術後呼吸器合併症　154
術後創部痛　141
術後鎮痛　22
術後の高血糖　71
術後排痰　64
術後訪問　12，178
術後リハビリテーション　153
術前運動療法　63
術前外来　51
術前患者指導　66
術前検査　72
術前説明　17
術前評価　52
術前訪問　45
術前リハビリテーション　60
術中低体温　21
循環血液量の減少　95
静脈血栓塞栓症　107
静脈血栓塞栓症予防　19
静脈麻酔薬　190
食渣停滞　30
褥瘡　117

褥瘡好発部位　119，120，121，122

褥瘡予防・管理ガイドライン（第4版）　118

自律神経　34

歯列圧痕　33

心エコー　78

心筋収縮力　92

神経障害　119，120，121，122

人工呼吸　87

深呼吸　90

心肺運動負荷試験　62

心拍数　92

心拍数増加　94

深部静脈血栓症　108

心理的支援　10

心理的特徴　23

す

スガマデクスナトリウム　191

ずれ　117

せ

清潔創　173

舌圧痕　35

絶飲食期間　18，31

舌苔　29

セボフルラン　189

全身麻酔　189

喘息　90

前負荷　92

浅麻酔　97

せん妄　156

専門的な口腔ケア　68

そ

創感染　176

早期離床　68，111，141

早期リハビリテーション　68

創傷治癒遅延　170

創傷治癒の形態　172

創傷の治癒過程　169

創洗浄　175

挿入位置の観察　164

創部痛　139

創部の消毒　171

側臥位　116，121

た

体圧　117

退院支援　13

体液コンパートメント　148

体温　100

体温管理　117

体温変化　104

耐術能　57

多職種　122

弾性ストッキング　111

ち

チーム医療　6，13，39

チェックリスト　55

中枢温　100

て

低活動型せん妄　140

低体温　105

テクニカルスキル　81

デスフルラン　189

デブリーフィング　41

と

動揺歯　32

徒手筋力検査　61

ドレーン管理　161，167

ドレーンの固定　164

ドレーンの分類　162

ドレーン排液　163

ドレナージ不良　165

に

入退院支援加算　13

尿検査　73

ね

ネグレクト　37

粘膜への為害作用　34

の

ノンテクニカルスキル　42，81

は

排液の観察　163

バイオフィルム　171

肺拡散能力　62

肺活量　62

肺換気機能　62

敗血症性ショック　94

肺血栓塞栓症　107

肺血栓塞栓症予防管理料　110

排痰法　64，69

廃用症候群　155

白線　33

抜去時の対応　167

発熱　102

ハフィング　64

ひ

非言語的コミュニケーション　10

皮膚の構造　169

非ふるえ熱産生　101

ひらめ筋静脈　108

ふ

不安　24

フィジカルアセスメント　48

フェンタニル　190

腹臥位　116，122

へ

副交感神経　35

腹式呼吸　64，69

腹部 X 線写真　78

不動状態　143

ブリーフィング　41

ブレーデンスケール　117

フローボリューム曲線　77

プロスタグランジン E_2　102

プロトロンビン時間国際標準比　112

プロポフォール　190

へ

閉塞性換気障害　69

ほ

保湿ゲル　30

ホルター心電図　78

ま

摩擦　117

麻酔薬　189

末梢神経障害　118

麻薬　190

慢性創傷　170

み

未処置の齲歯　37

ミダゾラム　190

ミルキング　165

め

迷走神経反射　95

も

モニタリング　96

問診票　54

ゆ

有酸素運動トレーニング　63

輸液　145

輸液管理　21

よ

予防的抗菌薬　19

ら

ラテックスアレルギー　79

り

離床　157

離床動作　69

れ

冷罨法　102

レミフェンタニル　190

ろ

ロクロニウム　190

A

Apfel スコア 132
APS 124, 128
APTT 112
ASA 58

C

CAM-ICU 143
cardiopulmonary exercise test 62
COPD 90
CPOT 144
CPX 62
CVCI 58

D

D_{LCO} 62
DVT 108

E

Eberhart スコア 134
EGL 149
empowerment 180
endothelial glycocalyx layer 149
ERAS® 16, 22, 143

F

$FEV_{1.0}$% 62
FRS 49, 125

H

HR 92
huffing 64

I

ICDSC 143
ICU-acquired weakness 155
ICU-AW 155
ICU 看護の看護実践 184
ICU での体験 183
ICU と一般病棟との連携 187
ICU の看護の質 184
IV-PCA 49

K

KYT 82

M

Manual Muscle Test 61
microclimate 117
MMT 61
Moore の生体反応理論 98

N

NRS 49, 125

P

PCA 124
PCEA 49
PGE_2 102

PICS 186
PONV 31, 130
PTE 107
PT-INR 112

Q

QOL の低下 139

S

SBAR 82
Shuttle Walking Test 61
SSI 174

V

VAS 49, 125
VC 62
venous thromboembolism 107
Virchow の三徴 107
VTE 107
VTE 領域別リスクレベル 110

Z

zero-fluid balance 146

数字

1 秒率 62
4 METs 54
6 分間歩行テスト 61
12 誘導心電図 73

好評発売中！

はじめて学ぶ ケーススタディ
― 書き方のキホンから 発表のコツまで ―

編著：國澤 尚子

ISBN978-4-88378-643-5

「明日からケーススタディが書ける」をコンセプトに，考え方から，書き方，発表までを，ポイントを絞って解説．実例紹介では，添削指導や講評を掲載し，学習効果を高めます．

B5判　144頁
定価（本体1,800円＋税）

査読者が教える
看護研究論文の採用されるコツ30

ISBN978-4-88378-893-4

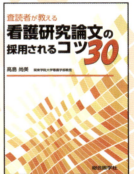

高島 尚美　関東学院大学看護学部教授

Contents
- Chapter 1　論文を書くための準備の必要性
- Chapter 2　論文を書く
- Chapter 3　論文を投稿し査読を受ける
- Chapter 4　査読者の目線で論文を推敲（クリティーク）してみよう

- 論文が採用されるには何が必要か？
- 査読者はどんなところを見ているのか？
- 採用されるための30のコツを紹介！
- 論文クリティークチェックリスト付き

A5判・2色刷96頁　定価（本体1,500円＋税）

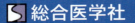 **総合医学社**　〒101-0061　東京都千代田区神田三崎町1−1−4
TEL 03(3219)2920　FAX 03(3219)0410　http://www.sogo-igaku.co.jp

編集長	編集委員
道又元裕（国際医療福祉大学成田病院準備事務局）	勝　博史（東京都立小児総合医療センター） 清水孝宏（那覇市立病院） 露木菜緒（国際医療福祉大学成田病院準備事務局）

次号予告

2巻2号（2019年8月発行予定）

特集：痛みのマネジメント（仮）

企画編集：清水孝宏

総論
- 痛みとは：概論
  （発生機序や種類，急性痛・慢性痛など）
- J-PAD ガイドラインについて
- トータルペインとは？

部位別・種類別，痛みのマネジメント
- 頭痛
- 胸痛
- 腹痛
- 創痛（術後痛）
- がん性痛

痛みの評価と対症療法
- 痛みを測るスケール，スクリーニング
- 痛みに対する薬物療法
  （各種鎮痛薬の作用・副作用など）
- 痛みに対する非薬物療法
- 神経ブロックによる痛みのコントロール

患者へのアプローチとピットフォール
- 痛みに対するチームアプローチ
  （多職種によるアプローチ）
- 痛みのマネジメントにおけるピットフォール
  （誤った鎮痛，誤解をまねいている痛みの管理）
- 痛みをもつ患者の日常生活援助

Nursing Care＋ −エビデンスと臨床知− Vol.2 No.1 2019

特集 周術期ケア

患者をより安全に退院させるために必要な術前・術後の知識とテクニック

編：露木菜緒

2019年5月25日発行Ⓒ
1部定価（本体 3,800 円＋税）

発行者　渡辺嘉之
発行所　株式会社 総合医学社
　　　　〒101-0061
　　　　東京都千代田区神田三崎町1-1-4
　　　　TEL　03-3219-2920
　　　　FAX　03-3219-0410
　　　　E-mail　sogo@sogo-igaku.co.jp
　　　　URL　http://www.sogo-igaku.co.jp
　　　　振替　00130-0-409319

印　刷　シナノ印刷株式会社

広告取扱　株式会社メディカ・アド　〒105-0013 東京都港区浜松町 1-12-9 第1長谷川ビル2階　Tel.03-5776-1853

- 本誌に掲載する著作物の複製権・翻訳権・上映権・譲渡権・公衆送信権（送信可能化権を含む）は株式会社総合医学社が保有します．
- JCOPY〈（社）出版者著作権管理機構 委託出版物〉
  本誌の無断複写は著作権法上での例外を除き禁じられています．複写される場合は，そのつど事前に，（社）出版者著作権管理機構（電話 03-3513-6969，FAX 03-3513-6979，e-mail: info@jcopy.or.jp）の許諾を得てください．